基层中医药适宜技术丛书

妇科常见病中医药适宜技术

佘延芬　主编

U0273149

中国中医药出版社

·北京·

图书在版编目（CIP）数据

妇科常见病中医药适宜技术 / 佘延芬主编 . —北京：
中国中医药出版社，2020.10
（基层中医药适宜技术丛书）
ISBN 978-7-5132-6415-0

Ⅰ.①妇… Ⅱ.①佘… Ⅲ.①妇科病—常见病—中医
治疗法 Ⅳ.① R271.1

中国版本图书馆 CIP 数据核字（2020）第 172775 号

中国中医药出版社出版

北京经济技术开发区科创十三街 31 号院二区 8 号楼
邮政编码　100176
传真　010-64405750
保定市西城胶印有限公司印刷
各地新华书店经销

开本 787×1092　1/16　印张 6　字数 85 千字
2020 年 10 月第 1 版　2020 年 10 月第 1 次印刷
书号　ISBN 978 – 7 – 5132 – 6415 – 0

定价　25.00 元
网址　www.cptcm.com

社 长 热 线　010-64405720
购 书 热 线　010-89535836
维 权 打 假　010-64405753

微信服务号　**zgzyycbs**
微商城网址　**https://kdt.im/LIdUGr**
官 方 微 博　**http://e.weibo.com/cptcm**
天猫旗舰店网址　**https://zgzyycbs.tmall.com**

《妇科常见病中医药适宜技术》
编委会

主　编　佘延芬
副主编　张俊茶　张晓琪　刘　君　潘丽佳
编　委　李俊蕾　师旭亮　吕　晶　王　迪
　　　　张选平　刘昱材　李新华　高　飞

《基层中医药适宜技术丛书》
编委会

顾　问　王国辰　刘　平　孙永章

主　编　梁繁荣　常小荣　范炳华

编　委　（以姓氏笔画为序）

王晓曼　刘　密　刘慧荣　许　丽

李德华　佘延芬　张　燕　胡广芹

前　言

为贯彻落实《中共中央国务院关于促进中医药传承创新发展的意见》和《关于印发基层中医药服务能力提升工程"十三五"行动计划的通知》精神，适应基层中医药人员临床能力提升的需求，重点推广普及实用型适宜技术，中华中医药学会在广泛调研基础上，于2018年启动"继续教育＋适宜技术推广行动"，同时，策划了本套《基层中医药适宜技术丛书》（以下简称"丛书"）。

本套丛书分为《基层中医药适宜技术基本操作》《内科常见病中医药适宜技术》《外科常见病中医药适宜技术》《妇科常见病中医药适宜技术》《儿科常见病中医药适宜技术》《骨伤科常见病中医药适宜技术》《五官科常见病中医药适宜技术》7个分册。其中《基层中医药适宜技术基本操作》重点介绍适宜在基层医院、社区卫生服务站选用的技术方法，突出实用性、操作性。6个临床分册以病为纲，在每个常见病、多发病下，介绍适合该病且确有疗效的针刺、艾灸、推拿（含小儿推拿）、拔罐、刮痧、敷贴、耳穴、熏蒸等治疗方法。

丛书邀请全国中医药行业规划教材主编、中医药院所学科带头人及针灸、推拿、刮痧等领域知名专家执笔，在系统梳理基层常见病、多发病基础上，选择适合运用上述技术的病证，结合编写人员的临床经验编写而成。考虑到基层中医药人员学习面临的实际困难，各位主编还分别录制了与丛书配套的授课视频，希望能通过直观的教学方式，帮助有关人员学而能会，习而可用。

成都中医药大学原校长、国家重大基础研究"973"项目首席科学家、国家重点学科针灸推拿学学科带头人梁繁荣教授，中医药高等学校教学名师、湖南中医药大学常小荣教授，中医药高等学校教学名师、浙江中医药大学范炳华教授，从始至终参与本套丛书的策划、编写指导与授课工作，彰显出对中医药人才培养的责任担当和殷切希望。中国中医药出版社张燕编辑、中医古籍出版社王晓曼主任，承担本套丛书统筹和疾病概论编写工作。各分册主编兢兢业业，换位思考，将自己的临床经验融入丛书编写与内容讲授。在此，对以上专家、同人的努力，表示由衷的感谢！

筑牢基层中医药服务阵地，为基层医生、全科医生和乡村医生中医药知识与技能培训提供系统的知识读本，以信息化支撑中医药人才培养与服务体系建设。愿本套丛书作为中华中医药学会联系中医药工作者的切入点之一，为基层中医药人员的成长提供新的动力！

中华中医药学会

2020 年 7 月

《基层中医药适宜技术示教视频》介绍

　　为提升基层中医药人员临床能力，推广普及实用型适宜技术，中华中医药学会本着"面向基层，紧贴临床，注重实操，实用规范"的原则，组织中医药行业知名专家，录制了《基层中医药适宜技术示教视频》（以下简称"视频"），供基层中医药从业人员学习使用。

　　"视频"以《基层中医药适宜技术丛书》为大纲，分为基层中医药适宜技术基本操作及内、外、妇、儿、骨伤、五官各科常见病适宜技术，共7套，160余学时。其内容包括常用适宜技术基本操作示教、各科疾病概述及常见病适宜技术应用讲解与演示，使用方法如下：

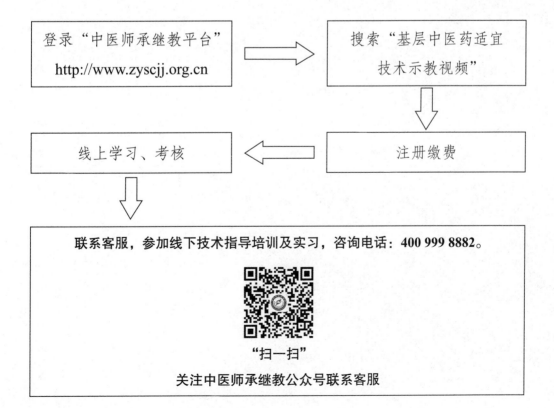

编写说明

为贯彻落实《中共中央国务院关于促进中医药传承创新发展的意见》，提升基层中医药人员临床能力，推广普及实用型适宜技术，2018 年 12 月 12—14 日，由中华中医药学会主办、中国中医药出版社承办的基层适宜技术人才培养论证会暨培训教材编写会在北京西藏大厦召开。经过讨论，本次会议确定了《基层中医药适宜技术丛书》（以下简称"丛书"）纳入的病种和基层临床适宜的中医药技术。

中医药基层适宜技术是中医学的重要组成部分，以藏象、经络、阴阳五行等中医基本理论为指导，包括针刺、艾灸、推拿、刮痧、穴位敷贴、耳针等基层常用治疗疾病的方法。因其具有"简、便、效、廉"的特点，自古至今一直深受欢迎，为我国人民的健康做出了巨大贡献。限于编写人员的知识结构或思维定式，目前有关中医药基层适宜技术的书籍大多以技术操作或临床症状为纲，不利于融会贯通和整体比对。本套丛书从培养基层医务人员的中医思维出发，以疾病为纲，选择内科、外科、妇科、儿科、骨伤科和五官科常见病和多发病，在简要梳理疾病的病因病机和辨证分型基础上，重点介绍适宜不同病证的技术方法，便于基层临床医师根据病证具体情况、当下医疗条件等，因地、因时、因人制宜地施治，更具灵活性、参考性和实践性。

本书共 3 章，分别介绍妇科常见的月经病证、产后病证及其他病证的基层中医药适宜技术，涉及痛经、月经不调（月经先期、后期、先后无定期、过多、过少，经间期出血）、崩漏、闭经、绝经前后诸证，乳少、产后发热、产后便秘、产后腹痛，以及带下病、阴挺、胎位异常、不孕等 10 余种中医病证。

全书内容精炼，实用性和操作性强，适宜基层医院、社区卫生服务站、村卫生室等基层临床工作者选读，也可供中医药适宜技术爱好者阅读参考。

本书编委会
2020 年 8 月

目　录

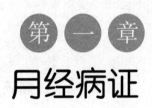

第一章

月经病证

第一节 痛 经

一、概述

妇女正值经期或经行前后，出现周期性小腹疼痛，或痛引腰骶，甚至剧痛晕厥者，称为"痛经"，又称"经行腹痛"。西医妇产科学将痛经分为原发性痛经和继发性痛经。原发性痛经又称功能性痛经，是指生殖器官无器质性病变者。由于盆腔器质性疾病如子宫内膜异位症、子宫腺肌病、盆腔炎或宫颈狭窄等所引起的属继发性痛经。

二、病因病机

1. 气滞血瘀

素性抑郁或恚怒伤肝，气郁不舒，血行失畅，瘀阻子宫、冲任。经前、经期气血下注冲任，或复为情志所伤，壅滞更甚，"不通则痛"，发为痛经。

2. 寒凝血瘀

经期产后，感受寒邪，或过食寒凉生冷，寒客冲任，与血相搏，以致子宫、冲任气血失畅。经前、经期气血下注冲任，子宫气血更加壅滞，"不通则痛"。若经前、经期冒雨、涉水、游泳，或久居阴湿之地，则发为寒湿凝滞证痛经。

3. 湿热瘀阻

素体湿热内蕴，或经期、产后摄生不慎感受湿热之邪，与血相搏，流注冲任，蕴结胞中，气血失畅。经前、经期气血下注，子宫、冲任气血壅滞更甚，"不通则痛"，致使经行腹痛。

4. 气血虚弱

脾胃素虚，化源匮乏，或大病久病，或失血过多，气血不足，冲任气血虚少，行经后血海气血愈虚，不能濡养冲任、子宫；兼之气虚无力流通血气，因而发为痛经。

5. 肾气亏损

禀赋素弱，或多产房劳伤损，精血不足，经后血海空虚，冲任、子宫失于濡养，"不荣则痛"，发为痛经。

三、辨证分型

（一）实证

1. 气滞血瘀证

经前或经期小腹胀痛拒按，经血量少，行而不畅，血色紫黯有块，块下痛暂减，乳房胀痛，胸闷不舒，舌质紫黯或有瘀点，脉弦。

2. 寒凝血瘀证

经前或经期小腹冷痛拒按，得热痛减，月经或见推后，量少，经色黯而有瘀块，面色青白，肢冷畏寒，舌黯苔白，脉沉紧。

3. 湿热瘀阻证

经前或经期小腹疼痛或胀痛不适，有灼热感，或痛连腰骶，或平时小腹疼痛，经前加剧，经血量多或经期长，色黯红，质稠或夹较多黏液，平素带下量多，色黄质稠有臭味，或伴有低热起伏，小便黄赤，舌质红，苔黄腻，脉滑数或弦数。

（二）虚证

1. 气血虚弱证

经期或经后小腹隐隐作痛，喜按，或小腹及阴部空坠不适，月经量少，色淡，质清稀，面色无华，头晕心悸，神疲乏力，舌质淡，脉细无力。

NOTE

2. 肾气亏损证

经期或经后 1～2 天内小腹绵绵作痛，伴腰骶酸痛，经色黯淡，量少质稀薄，头晕耳鸣，面色晦暗，健忘失眠，舌质淡红，苔薄，脉沉细。

四、适宜技术

【针刺】

1. 治法

调理冲任，温经止痛。

2. 取穴

以任脉及足太阴经穴为主。

主穴：中极、三阴交、地机、十七椎、次髎。

配穴：①实证：气滞血瘀配太冲、血海；寒凝血瘀配关元、归来；湿热瘀阻证配血海、丰隆。②虚证：气血虚弱配气海、血海；肾气亏损配肾俞、太溪。

3. 操作

针刺中极，宜用连续捻转手法，使针感向下传导。寒凝血瘀、气血虚弱、肾气亏损，宜加灸法。疼痛发作时可用电针。发作期每日治疗 1～2 次，非发作期可每日或隔日治疗 1 次。

4. 方义

中极为任脉穴，与足三阴经交会，可活血化瘀、通络止痛；三阴交为足三阴经的交会穴，可调理肝、脾、肾；地机为足太阴脾经郄穴，足太阴经循于少腹部，阴经郄穴治血证，可调血通经止痛；十七椎、次髎是治疗痛经的经验效穴，单用即效。

［按语］

1.针刺对原发性痛经有较好的疗效。预防痛经则多在经前3～7日开始，连续治疗3个月经周期为1个疗程。

2.对继发性痛经，应及时诊断原发病变，施以相应治疗。

3.注意经期卫生和保暖，避免过食生冷、精神刺激和过度劳累。

【艾灸】

1.取穴

神阙、关元、中极、次髎、地机、三阴交。

2.方法

（1）神阙选用隔盐灸；关元、中极、次髎可以选用隔姜灸或隔药饼灸；地机、三阴交宜用温和灸或温灸器灸。

（2）疼痛较轻者每日1次，隔姜灸、隔药饼灸每穴3～6壮，温和灸、温灸器灸每穴15～30分钟；疼痛较甚者每日1次，隔姜灸、隔药饼灸每穴6～12壮，温和灸、温灸器灸每穴30～60分钟。

［按语］

1.艾灸疗法可以改善痛经的腹痛、腰骶痛等症状，治疗原发性痛经有较好疗效，对继发性痛经者应采取综合治疗措施。

2.艾灸疗法在月经前5～7天开始，至月经来潮停止，一般连续治疗3个月经周期为1个疗程。

3.女性平时应注意保暖，尤其是下腹部和腰骶部，经期应防止受凉及过食生冷，避免剧烈运动和精神刺激。

4.艾灸期间宜多饮温开水，保持室内通风。

【推拿】

推拿疗法适用于原发性痛经。

NOTE

1. 患者取屈膝屈髋仰卧位，腹部放松，术者用掌摩法在小腹部做顺时针方向摩腹 8 分钟，以腹腔内有温热感为佳；并按揉血海、阳陵泉穴，每穴 1 分钟。

2. 患者取俯卧位，术者用拇、食指同时按揉膀胱经肾俞、命门、脾俞穴，每穴 1 分钟。

3. 继上势，术者用掌擦法横擦腰骶部肾俞、命门，纵擦八髎穴所在部位，以透热为佳。

4. 患者取侧卧位，做腰部斜扳法，左右各 1 次。

以上治疗每次约 20 分钟，隔天治疗 1 次，从月经净后第 2 天开始，至下次月经来潮止，连续治疗 3 个月。

［按语］

1. 对继发性痛经，可在治疗原发性疾病的基础上采用本法治疗。

2. 做摩腹操作和擦腰骶部，应注意把握手法作用力的方向。无论是摩腹还是擦腰骶部，都要以透热（腹内有温热感）为原则。

3. 经前保持心情舒畅、乐观，适当休息，注意腹部、骶部及下肢保暖。避免辛辣、生冷饮食。

【拔罐】

1. 留罐法

选取膈俞、肝俞、期门、中极穴，吸拔后留置 8 ～ 10 分钟，或选取血海、三阴交、地机穴，直接吸拔在穴位上，留置 15 ～ 20 分钟。

2. 走罐法

取腰骶部正中及两侧走罐 15 分钟。一般于经前 1 周左右开始，隔天 1 次。对于气滞血瘀型尤为适合。

【敷贴】

敷贴治疗痛经，尤其适用于原发性痛经，方法简便，疗效可靠。

白芥子 15g 捣为细末，加入面粉 150g，用沸水调匀，制成饼，趁热贴神阙，3～4 小时后若不效可再敷 1 次。

对于寒凝血瘀和气滞血瘀型痛经，可用丁香、肉桂、延胡索、木香各等份研末，取药末 2g 于月经前或者痛经时，贴于关元穴，如腹痛不减，加贴三阴交，隔日换药，6 次为 1 个疗程。

【刮痧】

（一）实证

1. 治法

行气活血，散寒止痛。取足太阳经、足太阴经、足厥阴经、任脉，以泻刮为主。

2. 处方与操作

泻刮足太阳膀胱经第 1 侧线膈俞穴至肾俞穴的循行线，要求出痧；采用擦法横向快速摩擦八髎穴区，使之产生热量并向深部渗透至小腹；泻刮任脉脐下至中极穴的循行线；角揉中极穴；泻刮足太阴脾经地机穴至三阴交穴的循行线，以皮肤微红为度。

气滞血瘀者，加泻刮从前正中线沿第 6 肋间经期门穴至腋前线，以皮肤微红为度，角揉太冲穴、膈俞、血海等穴；寒凝血瘀者，平刮督脉大椎穴至腰俞穴循行线，要求出痧。

（二）虚证

1. 治法

调补气血，温养冲任。取足太阳经、任脉、足太阴经、足阳明经，以补刮为主。

2. 处方与操作

补刮足太阳膀胱经第 1 侧线膈俞穴至肾俞穴的循行线，不必强求出痧；采用擦法横向快速摩擦八髎穴区，使之产生热量并向深部渗透至小腹；补刮任脉脐下至关元穴的循行线，以皮肤微红为度；角揉关元；补刮足太阴脾经地机穴至三阴交穴的循行线、足阳明胃经足三里穴至下巨虚穴的循行线，均以皮肤微红为度。

NOTE

气血虚弱者，加角揉脾俞、胃俞穴；肾气亏损者，补刮肾经阴谷穴至太溪穴循行线，以皮肤微红为度。

[按语]

1.刮痧治疗痛经有较好的疗效，对于原发性痛经属于实证者疗效尤其明显，对于继发性痛经应在刮痧治疗减轻症状后，配合其他方法治疗原发性疾病。

2.刮痧过程中注意防寒保暖，刮痧后饮用300～400mL温开水。

3.痛经的治疗最宜在经前7～10日开始，间隔3～6日再行刮痧1次后，然后等待月经来潮。之后应连续治疗3～4个月经周期。如患者在痛经时就诊，刮痧痛止后，待下次月经来潮前7～10日开始刮痧治疗，可起到预防作用。

【耳针】

1.取穴

主穴：子宫、内分泌、卵巢、下焦。

配穴：①实证：气滞血瘀证加肝、神门、腹；寒凝血瘀证加交感、腹；湿热瘀阻证加盆腔、腹。②虚证：气血虚弱证加脾、胃、肾；肾气亏损证加肾、肾上腺。

2.治法

（1）毫针法：每次选3～5个穴位，用75%乙醇消毒耳郭相应部位，在所选穴位处捻入或插入进针，每隔10～15分钟行针1次，留针20～30分钟，每日或隔日1次，5～7天为1个疗程。出针时迅速将毫针拔出，用消毒干棉球轻压针孔片刻，以防出血。

（2）压籽法：每次取一侧耳穴，两耳交替使用。耳郭常规消毒后，用中药王不留行籽贴压在所选穴位上，边贴边按压，贴紧固定，并嘱患者每日按压耳穴3～5次，以加强刺激。隔日换贴1次，5次为1个疗程。如对胶布过敏，及时取下，以免造成耳部水肿。

（3）埋针法：每次取一侧耳穴之主、配穴各 2 ～ 3 个穴，两耳交替使用，耳郭常规消毒后，于所选穴位敏感点埋入揿针或皮内针，并用胶布固定。嘱患者每日自行按压埋针 3 ～ 4 次。阵发性腹痛时，随时按压，至耳郭充血，3 ～ 5 天换另一侧耳穴。于经期前 1 周开始治疗，至月经干净。

【熏蒸】

1. 方法一

中药配方：益母草 30g，姜黄 30g，桑枝 20g，桂枝 20g，干姜 10g，川牛膝 10g。

操作：将上药置于全自动熏蒸药浴仪器内，注水 3000mL，通电预热 15 分钟，熏蒸仪器调至 43 ～ 45℃，熏蒸时间 20 ～ 30 分钟，每日 1 次，连续至少 7 日为 1 个疗程。

2. 方法二

中药配方：川乌 20g，草乌 20g，杜仲 20g，防风 20g，川牛膝 20g，千年健 20g。

操作：将药袋放至熏蒸罐内浸泡加热，利用其产生的蒸气熏蒸下腹部，每次 30 分钟。熏蒸时，患者取俯卧位，充分暴露下腹部，以自觉温度舒适为度，温度调节在（50±2）℃。每日 1 次，每次 30 分钟，每日更换药袋，10 日为 1 个疗程。3 个月经周期为 1 个疗程。

3. 方法三

中药配方：当归、延胡索、炒白芍、吴茱萸各 15g，丹参 30g，香附 10g，赤芍 12g，肉桂 6g。

操作：中药浸泡 30 分钟煮沸后倒入机舱内，加水至 1000mL，将药液温度调至（90±5）℃，蒸气温度为（55±5）℃，嘱患者脱去外衣平卧，将熏蒸罩调节到下腹部，用毛巾遮盖上身，调节好温度（室温至 70℃可调）即可熏蒸。每次 30 分钟，每天 1 次，连续 1 周（月经来潮时即停止），3 个月为 1 个疗程，一般使用 1 个疗程。

NOTE

第二节 月经不调

月经病是以月经的周期、经期、经量异常为主症，或伴随月经周期，或于经断前后出现明显症状为特征的疾病。常见的月经病有月经先期、月经后期、月经先后无定期、月经过多、月经过少、经期延长、经间期出血、崩漏、闭经、痛经、月经前后诸证、绝经前后诸证、经断复来、绝经妇女骨质疏松症等。

月经先期

一、概述

月经周期提前 7 天以上，甚至 10 余日一行，连续两个周期以上者，称为"月经先期"，亦称"经期超前""经行先期""经早""经水不及期"等。

二、病因病机

本病的病因病机，主要是气虚和血热。其中气虚又可分为脾气虚和肾气虚，血热又分为阳盛血热、阴虚血热、肝郁血热。

1. 脾气虚

体质素弱，或饮食失节，或劳倦思虑过度，损伤脾气，脾伤则中气虚弱，冲任不固，经血失统，以致月经先期来潮。脾为心之子，脾气既虚，则赖心气以自救，久则心气亦伤，致使心脾气虚，统摄无权，月经提前。

2. 肾气虚

年少肾气未充，或绝经前肾气渐虚，或多产房劳，或久病伤肾，肾气虚弱，冲任不固，不能制约经血，遂致月经提前而至。

3. 阳盛血热

素体阳盛，或过食辛燥助阳之品，或感受热邪，热扰冲任、胞宫，迫血下行，以致月经提前。

4. 阴虚血热

素体阴虚，或失血伤阴，或久病阴亏，或多产房劳耗伤精血，以致阴液亏损，虚热内生，热伏冲任，血海不宁，则月经先期而下。

5. 肝郁血热

素性抑郁，或情志内伤，肝气郁结，郁久化热，热扰冲任，迫血下行，遂致月经提前。

月经先期既有血热或气虚单一病机，又可见多脏同病或气血同病之病机，如脾病可及肾，肾病亦可及脾，均可出现脾肾同病。月经提前，常伴经血量多，气随血耗，阴随血伤可变生气虚、阴虚、气阴两虚或气虚血热等诸证。经血失约也可出现经水淋沥至期难尽，周期提前、经量过多、经期延长，三者并见有发展为崩漏之虞。

三、辨证分型

（一）虚证

1. 脾气虚证

月经周期提前，或经量多，色淡红，质清稀，神疲肢倦，气短懒言，小腹空坠，纳少便溏，舌淡红，苔薄白，脉细弱。

2. 肾气虚证

周期提前，经量或多或少，色淡黯，质清稀，腰膝酸软，头晕耳

NOTE

鸣，面色晦暗或有黯斑，舌淡黯，苔白润，脉沉细。

3. 阴虚血热证

经来先期，量少或量多，色红，质稠，或伴两颧潮红，手足心热，咽干口燥，舌质红，苔少，脉细数。

（二）实证

1. 阳盛血热证

经来先期，量多，色深红或紫红，质黏稠，或伴心烦，面红口干，小便短黄，大便燥结，舌质红，苔黄，脉数或滑数。

2. 肝郁血热证

月经提前，量或多或少，经色深红或紫红，质稠，经行不畅，或有块，或少腹胀痛，或胸闷胁胀，或乳房胀痛，或烦躁易怒，口苦咽干，舌红，苔薄黄，脉弦数。

四、适宜技术

【针刺】

1. 治法

清热益气调经。

2. 取穴

以任脉及足太阴经穴为主。

主穴：关元、三阴交、血海。

配穴：①实证：脾气虚配足三里、脾俞；肾气虚配肾俞、气海；阴虚血热配照海、太溪。②实证：阳盛血热证配行间；肝郁血热配肝俞、太冲。

3. 操作

毫针常规刺。实热、虚热只针不灸，气虚可加灸。

4. 方义

冲任失调是本病的主要病机。关元为任脉与足三阴经的交会穴，可益肝肾、调冲任；三阴交为足三阴经的交会穴，可调理肝、脾、肾三脏，养血调经，为治疗月经病的要穴；血海为足太阴经穴，具有和气血、调冲任的作用。

［按语］

　　针刺对月经不调有较好的治疗效果，特别是对功能性月经不调有显著疗效。若是生殖系统器质性病变引起的月经不调，要针对病因处理。

【艾灸】

1. 取穴

气海、关元、归来、血海、三阴交。

2. 方法

气海、关元、归来可以选用温和灸或隔姜灸；血海、三阴交宜用温和灸或温灸器灸。每日 1 次，温和灸、温灸器灸每穴 10 ～ 15 分钟，隔姜灸每穴 3 ～ 6 壮。

上述方法适用于各种月经不调。

［按语］

　　1. 艾灸疗法对功能性月经不调有较好疗效，对生殖系统器质性病变引起者应采取综合治疗措施。

　　2. 艾灸疗法在月经前 5 ～ 7 天开始，至月经来潮停止，一般连续治疗 3 个月经周期为 1 个疗程。

　　3. 艾灸期间，宜多饮温开水，保持室内通风。

【推拿】

1. 一指禅推关元、气海、子宫、冲门穴，配合摩腹法（虚证逆时针摩，实证顺时针摩，虚实不明者顺逆交替操作），时间约为 10 分钟。

NOTE

2.按揉章门、期门穴，后搓揉胁肋部，时间约为 5 分钟。随证加减（时间约为 10 分钟）：阳盛血热、肝郁血热则按揉曲池、太冲、行间、地机；阴虚血热则按揉肾俞、八髎、三阴交、太溪；脾气虚、肾气虚则按揉足三里、脾俞、胃俞。

以上治疗隔天 1 次，从月经净后第 2 天开始，至下次月经来潮止，连续治疗 3 个月。本法适用于各种月经不调。

> **［按语］**
>
> 1.注意休息，保持心情舒畅，避免情志过极。
>
> 2.注意调节饮食，忌食生冷寒凉或辛辣之品。
>
> 3.注意经期卫生，随天气环境变化增减衣物，宜保暖，避风寒。

【拔罐】

1. 留罐法

选取膈俞、肝俞、期门、中极、归来穴，用闪火法或者用排气罐吸拔，留置 8～10 分钟；选取血海、三阴交、太冲，留置 15～20 分钟。

2. 走罐法

取足太阳膀胱经和督脉从第 9～12 胸椎，以及第 1～5 腰椎和骶椎两侧，走罐 15 分钟。

上述方法适用于各种月经不调。

【敷贴】

敷贴配方：鹿茸 3g，当归 9g，肉桂心、白芍、红花、川芎、干姜各 6g。将上药共研为细末，装瓶密封备用。用时每次取药末 3～5g，填纳于神阙穴，外用膏药贴、胶布固定。通常 7 日换药 1 次，3 次为 1 个疗程。

本法适用于各种月经不调。

【刮痧】

（一）实证

1. 治法

和血调经，调理冲任。取足太阳经、足太阴经、足厥阴经，以泻刮为主。

2. 处方与操作

泻刮足太阳膀胱经第 1 侧线膈俞穴至肾俞穴的循行线，要求出痧；采用擦法横向快速摩擦八髎穴区，使之产生热量并向深部渗透至小腹；平刮任脉脐下至关元穴循行线、足太阴脾经血海穴至三阴交穴的循行线，均以皮肤微红为度。

阳盛血热者，加泻刮督脉大椎穴至腰俞穴循行线，要求出痧；肝郁血热者，加泻刮足厥阴肝经太冲穴至行间穴，以皮肤微红为度。

血寒者，加角揉归来、命门穴；血热者，加角揉行间、地机穴；肝郁气滞者，加角推从前正中线沿第 6 肋间经期门穴至腋前线，角揉太冲穴。

（二）虚证

1. 治法

健脾益气，补肾调经。取足太阳经、任脉、足少阴经、足太阴经，以补法为主。

2. 处方与操作

补刮足太阳膀胱经第 1 侧线膈俞穴至肾俞穴的循行线，不必强求出痧；采用摩法对刮拭之处进行旋摩；采用擦法横向快速摩擦八髎穴区，使之产生热量并向深部渗透至小腹；补刮任脉脐下至关元穴的循行线、足阳明胃经足三里穴至下巨虚穴的循行线、足太阴脾经阴陵泉穴至三阴交穴、足少阴肾经阴谷穴至太溪穴的循行线，均以皮肤微红为度。

气虚者，加角揉气海、脾俞、足三里穴；肾虚者，加角揉肾俞、太溪穴。

上述方法适用于各种月经不调。

NOTE

［按语］

1. 刮痧对功能性月经不调有较好的治疗效果。若是生殖系统器质性病变引起者应采取综合治疗措施。

2. 月经不调的治疗应特别注意把握时机，一般选择在月经来潮后 5～7 天开始刮痧治疗，间隔 3 日刮痧 1 次至月经来潮，行经期间停止刮痧，之后应连续治疗 3～4 个月经周期。

【耳针】

1. 取穴

主穴：子宫、卵巢、脑垂体、肝、肾、丘脑、内分泌。

配穴：①实证：阳盛血热证加耳尖、耳背静脉、膈；肝郁血热证加膈、胸。②虚证：脾气虚证加脾、三焦；肾气虚证加肾上腺；阴虚血热证加膈、交感。

月经过多、经期提前加脾、肾上腺、膈；月经过少、经期错后加交感、皮质下、内分泌；月经先后不定期加皮质下、身心穴（在耳垂七区中央）、内分泌。

2. 治法

（1）毫针法：每次选 3～5 个穴位，用 75% 乙醇消毒耳郭相应部位，在选好穴位处捻入或插入进针，中、强刺激量，每隔 10～15 分钟行针 1 次，留针 20～30 分钟，每日或隔日 1 次，5～7 天为 1 个疗程。出针时迅速将毫针拔出，用消毒干棉球轻压针孔片刻，以防出血。

（2）压籽法：每次取一侧耳穴，两耳交替使用。耳郭常规消毒后，用中药王不留行籽贴压在所选穴位上，边贴边按压，贴紧固定，并嘱患者每日按压耳穴 3～5 次，以加强刺激。隔日换贴 1 次，5 次为 1 个疗程。如对胶布过敏，及时取下，以免造成耳部水肿。

（3）刺血法：适用于阳盛血热证。每次取一侧耳穴，左右耳交替进行，按摩耳郭使其充血，以 75% 乙醇做常规消毒，用注射针头点刺耳尖、耳背静脉、子宫。每隔 3 天治疗 1 次，每个穴位出血量为 10～20 滴。

上述方法适用于各种月经不调。

月经后期

一、概述

月经周期延后 7 天以上，甚至 3 ～ 5 个月一行者，称为"月经后期"。亦称"经行后期""月经延后""月经落后""经迟"等。一般认为需连续出现两个周期以上。若每次仅延后三五天，或偶然延后 1 次，下次仍如期来潮者，均不作月经后期论。

二、病因病机

本病的发病机理有虚实之别。虚者多因肾虚、血虚、虚寒导致精血不足，冲任不充，血海不能按时满溢而经迟；实者多因血寒、气滞等导致血行不畅，冲任受阻，血海不能如期满盈，致使月经后期而来。

三、辨证分型

1.肾虚证

月经周期延后，量少，色黯淡，质清稀，或带下清稀，腰膝酸软，头晕耳鸣，面色晦暗，或面部黯斑，舌淡，苔薄白，脉沉细。

2.血虚证

月经周期延后，量少，色淡红，质清稀，或小腹绵绵作痛，或头晕眼花，心悸少寐，面色苍白或萎黄，舌质淡红，脉细弱。

3.血寒证

（1）虚寒证：月经延后，量少，色淡红，质清稀，小腹隐痛，喜暖喜按，腰酸无力，小便清长，大便稀溏，舌淡，苔白，脉沉迟或细弱。

NOTE

（2）实寒证：月经周期延后，量少，色黯有块，小腹冷痛拒按，得热痛减，畏寒肢冷，或面色青白，舌质淡黯，苔白，脉沉紧。

4. 气滞证

月经周期延后，量少或正常，色黯红，或有血块，小腹胀痛，或精神抑郁，经前胸胁乳房胀痛，舌质正常或红，苔薄白或微黄，脉弦或弦数。

四、适宜技术

【针刺】

1. 治法
温经散寒，补血调经。

2. 取穴
以任脉及足阳明、太阴经穴为主。

主穴：气海、归来、三阴交。

配穴：血寒配关元、命门；血虚配足三里、血海；肾虚配肾俞、太溪；气滞配太冲。

3. 操作
毫针常规刺。血寒、血虚、肾虚可加灸。

4. 方义
气海为任脉穴，可和气血、调冲任；归来为胃经穴，位近胞宫，具有调经活血的作用；三阴交为足三阴经的交会穴，可调理肝、脾、肾三脏，养血调经，为治疗月经病的要穴。

艾灸、推拿、拔罐、敷贴、刮痧及耳针疗法见"月经先期"。

月经先后无定期

一、概述

月经周期时或提前时或延后 7 天以上，连续 3 个周期以上者，称为"月经先后无定期"。又称"经水先后无定期""月经愆期""经乱"等。

二、病因病机

本病的发病机理主要是肝肾功能失常，冲任失调，血海蓄溢无常。

1. 肝郁

肝藏血，司血海，主疏泄。肝气条达，疏泄正常，血海按时满盈，则月经周期正常。若情志抑郁，或忿怒伤肝，以致肝气逆乱，疏泄失司，冲任失调，血海蓄溢失常。如疏泄太过，则月经先期而至，疏泄不及，则月经后期而来，遂致月经先后无定期。

2. 肾虚

肾为先天之本，主封藏。从经血而论，肾又主施泄。若素体肾气不足，或多产房劳、大病久病伤肾，或少年肾气未充，或绝经之年肾气渐衰，肾气亏损，藏泄失司，冲任失调，血海蓄溢失常。若应藏不藏则经水先期而至，当泄不泄，则月经后期而来，以致月经先后无定期。

月经先后无定期的发生与肝、肾功能失常，冲任失调，血海蓄溢失常密切相关。然临证又要注意两脏同病或多脏受累的复杂病机，如肝为肾之子，肝之疏泄功能失常，子病及母，而致肾之封藏失司，故常发展为肝肾同病。肝与脾又为相克关系，肝病可以克脾土，使脾生化气血、统血摄血功能失常，发为肝脾同病。亦可见肝、肾、脾同病。若以提前为多见，又经量增多、经期延长者，可向崩漏转化；或以延后为多见，而又经量减少者，可向闭经转化，临证应予以注意。

NOTE

三、辨证分型

1. 肝郁证

经来先后无定，经量或多或少，色黯红或紫红，或有血块，或经行不畅，胸胁、乳房、少腹胀痛，脘闷不舒，时叹息，嗳气食少，苔薄白或薄黄，脉弦。

2. 肾虚证

经行或先或后，量少，色淡黯，质清，或腰骶酸痛，或头晕耳鸣，舌淡苔白，脉细弱。

四、适宜技术

【针刺】

1. 治法

疏肝益肾，调理冲任。

2. 取穴

以任脉及足太阴经穴为主。

主穴：关元、三阴交。

配穴：肝郁配肝俞、太冲；肾虚配肾俞、太溪。

3. 操作

毫针常规刺。肾虚可加灸。

4. 方义

关元为任脉与足三阴经的交会穴，是益肝肾、调冲任的要穴；三阴交为足三阴经的交会穴，可调理肝、脾、肾三脏，养血调经，为治疗月经病的要穴。

其他适宜技术见"月经先期"。

月经过多

一、概述

月经量较正常明显增多，而周期基本正常者，称为"月经过多"。亦有称"经水过多"。一般认为月经量以 30 ～ 50mL 为适宜，超过 80mL 为月经过多。西医学排卵性功能失调性子宫出血、子宫肌瘤、子宫肥大症、盆腔炎、子宫内膜异位症等疾病及宫内节育器引起的月经过多，可参考本病治疗。

二、适宜技术

【针刺】

1. 取穴

以足太阴经穴为主。

主穴：血海、足三里、地机、三阴交、百会、太冲。

配穴：胃热者加内庭；肝热者减太冲加行间；肾虚者减三阴交，加太溪。

2. 操作 毫针常规刺，先刺血海、足三里用补法，其次针刺地机、三阴交用平补平泻法，再针刺百会用补法，最后针刺太冲用泻法。

其他适宜技术见"月经先期"。

月经过少

一、概述

月经周期正常，月经量明显减少，或行经时间不足两天，甚或点滴即净者，称为"月经过少"。一般认为月经量少于 20mL 为月经过少。

二、适宜技术

【针刺】

1. 取穴

主穴：膈俞、脾俞、肾俞、血海、三阴交、足三里、关元。

配穴：有寒者加命门；肝郁气滞者加肝俞、太冲、蠡沟。

2. 操作

毫针常规刺。每日 1 次，每次留针 20 ～ 30 分钟，5 次为 1 个疗程，疗程间隔 2 日。

其他适宜技术见"月经先期"。

经间期出血

一、概述

两次月经中间，即氤氲之时，出现周期性的少量阴道出血者，称为"经间期出血"。

二、类证鉴别

1. 月经先期

月经先期，经量正常或时多时少，基础体温由高温下降至低温时开始出血；而经间期出血月经量较少，出血时间规律地发生于基础体温低高温转变时。

2. 月经过少

月经过少周期尚正常，仅量少，甚或点滴而下；经间期出血，常发生在两次月经的中间时期。

3. 赤带

赤带排出无周期性，持续时间较长，或反复发作，可有接触性出血史，妇科检查常见宫颈糜烂、赘生物或子宫、附件区压痛明显；经间期出血有明显的周期性，一般 2～3 天可自行停止。

三、病因病机

1. 肾阴虚

禀赋不足，天癸未充，或房劳多产伤肾，或思虑过度，欲火偏旺，以致肾阴偏虚，虚火耗精，精亏血损，于氤氲之时，阳气内动，虚火与阳气相搏，损伤阴络，冲任不固，因而阴道出血。若阴虚日久耗损阳气，阳气不足，统摄无权，血海不固，以致出血反复发作。

2. 湿热

常因情怀不畅，肝气郁结，克伐脾胃，不能化水谷之精微以生精血，反聚而生湿，下趋任带二脉，蕴而生热。复加经间阳气内动，引动内蕴之湿热，热扰冲任子宫，以致出血。

3. 血瘀

体质素弱，复因经产留瘀，瘀阻胞络，或因七情内伤，气滞冲任，久而成瘀，值氤氲之时，阳气内动，血瘀与之相搏，瘀伤血络，血不循

NOTE

经，以致出血。

四、辨证分型

1. 肾阴虚证

两次月经中间，阴道少量出血或稍多，色鲜红，质稍稠，头晕腰酸，夜寐不宁，五心烦热，便艰尿黄，舌体偏小，舌质红，脉细数。

2. 湿热证

两次月经中间，阴道出血量稍多，色深红，质黏腻，无血块，平时带下量多色黄，小腹时痛，神疲乏力，骨节酸楚，胸闷烦躁，口苦咽干，纳呆腹胀，小便短赤，舌质红，苔黄腻，脉细弦或滑数。

3. 血瘀证

经间期出血量少或多少不一，色紫黑或有血块，少腹两侧或一侧胀痛或刺痛，情志抑郁，胸闷烦躁，舌质紫或有紫斑，脉细弦。

五、适宜技术

【针刺】

1. 治法

调理冲任，摄血止血，配合滋阴、疏肝、清热、利湿、化痰、补气。

2. 取穴

以任脉及足太阳经、足太阴经穴为主。

主穴：关元、气海、三阴交、脾俞、肝俞、隐白。

配穴：阴虚者加命门、复溜、太溪；湿热者加中极、曲池、阴陵泉；血瘀者加血海、气冲、膈俞。

3. 操作

毫针常规刺。

4.方义

关元、气海、三阴交三穴配合调补冲任，补气摄血；肝俞、脾俞加强藏血、统血功能；隐白为止血要穴。

NOTE

第三节 崩 漏

一、概述

崩漏是月经的周期、经期、经量发生严重失常的病证，是指经血非时暴下不止或淋漓不尽，前者谓之崩中，后者谓之漏下。崩与漏出血情况虽不同，然二者常互相转化，交替出现，且其病因病机基本相同，故概称崩漏。西医学中"无排卵性功能性子宫出血"，属于"崩漏"范畴，可互参。

二、病因病机

1. 脾虚

素体脾虚，或劳倦思虑、饮食不节损伤脾气，脾虚血失统摄，甚则虚而下陷，冲任不固，不能制约经血，发为崩漏。

2. 肾虚

先天肾气不足，或少女肾气未盛，天癸未充，或房劳多产损伤肾气，或久病大病穷必及肾，或七七之年肾气渐衰，天癸渐竭，肾气虚则封藏失司，冲任不固，不能制约经血，子宫藏泻失常，发为崩漏。亦有素体阳虚，命门火衰，或久崩久漏，阴损及阳，阳不摄阴，封藏失职，冲任不固，不能制约经血而成崩漏。或素体肾阴亏虚，或多产房劳耗伤真阴，阴虚失守，虚火动血，迫血妄行，子宫藏泄无度，遂致崩漏。

3. 血热

素体阳盛血热或阴虚内热，或七情内伤，肝郁化热，或内蕴湿热之邪，热伤冲任，迫血妄行，发为崩漏。

4. 血瘀

七情内伤，气滞血瘀，或热灼、寒凝、虚滞致瘀，或经期、产后余血未净而合阴阳，内生瘀血，或崩漏日久，离经之血为瘀，瘀阻冲任、子宫，血不归经而妄行，遂成崩漏。

三、辨证分型

1. 脾虚证

经血非时暴下不止，或淋沥日久不尽，血色淡，质清稀，面色白，神疲气短，或面浮肢肿，小腹空坠，四肢不温，纳呆便溏，舌质淡胖，边有齿印，苔白，脉沉弱。

2. 肾虚证

（1）肾气虚证：多见于青春期少女或经断前后妇女，经乱无期，出血量多势急如崩，或淋沥日久不净，或由崩而漏，由漏而崩，反复发作，色淡红或淡黯，质清稀，面色晦暗，眼眶黯，小腹空坠，腰脊酸软，舌淡黯，苔白润，脉沉弱。

（2）肾阳虚证：经乱无期，出血量多或淋沥不尽，或停经数月后又暴下不止，血色淡红或淡黯质稀，面色晦暗，肢冷畏寒，腰膝酸软，小便清长，夜尿多，眼眶黯，舌淡黯，苔白润，脉沉细无力。

（3）肾阴虚证：经乱无期，出血量少淋沥累月不止，或停闭数月后又突然暴崩下血，经色鲜红，质稍稠，头晕耳鸣，腰膝酸软，五心烦热，夜寐不宁，舌红，少苔或有裂纹，脉细数。

3. 血热证

（1）虚热证：经来无期，量少淋沥不尽或量多势急，血色鲜红，面颊潮红，烦热少寐，咽干口燥，便结，舌红少苔，脉细数。

（2）实热证：经来无期，经血突然暴崩如注，或淋沥日久难止，血

NOTE

色深红，质稠，口渴烦热，便秘溺黄，舌红，苔黄，脉滑数。

4. 血瘀证

经血非时而下，量时多时少，时出时止，或淋沥不断，或停闭数月又突然崩中，继之漏下，经色暗有血块，舌质紫暗或边尖有瘀点，脉弦细或涩。

四、适宜技术

【针刺】

1. 治法

调理冲任，固崩止漏。

2. 取穴

以任脉及足太阴经穴为主。

主穴：关元、三阴交、隐白。

配穴：脾虚配脾俞、足三里；肾虚配肾俞、太溪；血热、血瘀配血海、地机。

3. 操作

关元针尖向下斜刺，使针感传至耻骨联合上下；隐白多用灸法；三阴交常规刺。

4. 方义

关元为任脉与足三阴经的交会穴，有益元气、固脾肾、调冲任、理经血的作用；三阴交为足三阴经的交会穴，可健脾、调肝、固肾；隐白为足太阴井穴，可健脾统血，为治疗崩漏的经验效穴。

[按语]

1. 针刺对无排卵型功能失调性子宫出血有较好的疗效，但对于血量多、病势急者，应采取综合治疗措施。

2. 绝经期妇女如反复多次出血，应做妇科检查，排除肿瘤等致病因素。

【艾灸】

1.取穴

气海、关元、足三里、三阴交、隐白。

2.方法

气海、关元、足三里、三阴交选用温和灸或温灸器灸；隐白可以选用温和灸、雀啄灸或无瘢痕灸。每日 1 次，温和灸、雀啄灸、温灸器灸每穴 10～15 分钟，无瘢痕灸每穴 3～6 壮。

[按语]

1. 艾灸疗法治崩漏应以"急则治其标，缓则治其本"为原则，崩漏时急宜止崩，以防厥脱；血止之后，宜固本善后，防止复发。

2. 艾灸疗法治本病的疗程较长，应坚持治疗。若大出血出现虚脱时，应及时抢救，采取综合治疗措施。

3. 艾灸期间，宜多饮温开水，保持室内通风。

【敷贴】

穴位敷贴可调节激素水平，改善子宫功能，临床可选用固本止崩汤和桃红四物汤，以蜂蜜调成膏状，选择脾俞、子宫、关元、神阙，取药膏约 5g，涂抹直径约 2cm，厚约 2mm，持续 10 小时，每日换 1 次。从月经第 5 天开始，先用固本止崩汤方敷贴 14 天，然后用桃红四物方敷贴 7 天，21 天为 1 个疗程。

NOTE

【耳针】

1. 取穴

主穴：子宫、脑垂体、卵巢、内分泌、肝、脾、肾。

配穴：脾虚加膈、肾上腺；肾虚加肾上腺；血热证加膈；血瘀证加膈。

2. 治法

（1）毫针法：每次选 3 ～ 5 个穴位，用 75% 乙醇消毒耳郭相应部位，在选好穴位处捻入或插入进针，每隔 10 ～ 15 分钟行针 1 次，留针 20 ～ 30 分钟，每日或隔日 1 次，5 ～ 7 天为 1 个疗程。出针时迅速将毫针拔出，用消毒干棉球轻压针孔片刻，以防出血。

（2）压籽法：每次取一侧耳穴，两耳交替使用。耳郭常规消毒后，按操作常规，用中药王不留行籽贴压在所选穴位上，边贴边按压，贴紧固定，并嘱患者每日按压耳穴 3 ～ 5 次，以加强刺激。隔日换贴 1 次，5 次为 1 个疗程。如对胶布过敏，及时取下，以免造成耳部水肿。

第四节　闭　经

一、概述

女子年逾 16 周岁，月经尚未来潮，或月经周期已建立后又中断 6 个月以上或月经停闭超过了 3 个月经周期者，称为"闭经"。前者称原发性闭经，后者称继发性闭经。中医学将闭经称之"经闭""不月""月事不来""经水不通"等。现代医学认为闭经是妇科疾病中的常见症状，并非一种独立疾病。

二、病因病机

1. 气血虚弱

素体气血不足，或思虑、饮食损伤脾胃，生化不足，营血亏虚，或产后大出血、久病大病，或虫积噬血，耗伤气血，以致肝肾失养，冲任不充，血海空虚，无血可下，而致闭经。

2. 肾气亏虚

月经的产生是以肾为主导。若先天禀赋不足，精气未充，天癸匮乏不能应时泌至，则冲脉不盛、任脉不通而闭经；或房事不节，日久伤及肾气，使冲任亏损；或体质虚弱，产育过多，肾气亏损，精血匮乏，源断其流，冲任失养，血海不足而致闭经。

NOTE

3. 阴虚血燥

素体阴血不足，或失血伤阴，或久病大病，致营阴亏耗，虚火上炎，火逼水涸，津液不生。月经乃血脉津液所化，津液既绝，血海枯竭而闭经。

4. 气滞血瘀

七情所伤，肝失疏泄，气行则血行，气结则血滞，瘀血阻于脉道，或经行之际，感受寒邪，血受寒则凝，瘀阻冲任，血不得下，血海不能满溢，而致闭经。

5. 痰湿阻滞

素体脾虚，或饮食不节伤脾，脾虚运化失司，肾虚不能化气行水，水湿内停，聚湿生痰，或痰湿之体，痰湿阻滞冲任二脉，或结块，使血不得下行，而致闭经。

三、类证鉴别

妊娠

妊娠伴有厌食、择食、恶心呕吐等早孕反应，乳头着色、乳房增大等妊娠体征，妇科检查宫颈着色、软，子宫增大，质软，B 超检查提示子宫增大，宫腔内见胚芽，甚至胚胎或胎儿。闭经者停经前大部分有月经紊乱，继而闭经，无妊娠反应和其他妊娠变化。

四、辨证分型

（一）虚证

1. 气血虚弱证

月经周期延迟，月经量少，色淡红，质薄，渐至经闭不行，神疲肢倦，头晕眼花，心悸气短，面色萎黄，舌淡苔薄，脉沉缓或细弱。

2. 肾气亏虚证

年逾16岁尚未行经，或月经初潮偏迟，时有月经停闭，或月经周期建立后，由月经周期延后、经量减少渐至月经停闭，或体质虚弱，全身发育欠佳，第二性征发育不良，或腰腿酸软，头晕耳鸣，倦怠乏力，夜尿频多，舌淡黯，苔薄白，脉沉细。

3. 阴虚血燥证

月经周期延后，经量少，色红质稠，渐至月经停闭不行，五心烦热，颧红唇干，盗汗甚至骨蒸劳热，干咳或咳嗽唾血，舌红苔少，脉细数。

（二）实证

1. 气滞血瘀证

月经停闭不行，胸胁、乳房胀痛，精神抑郁，少腹胀痛拒按，烦躁易怒，舌紫黯，有瘀点，脉沉弦而涩。

2. 痰湿阻滞证

月经延后，经量少，色淡质黏腻，渐至月经停闭，伴形体肥胖，胸闷泛恶，神疲倦怠，纳少痰多，或带下量多色白，苔腻，脉滑。

五、适宜技术

【针刺】

1. 治法

调理冲任，活血通经。

2. 取穴

以任脉及足太阴、足阳明经穴为主。

主穴：关元、中极、三阴交、归来。

配穴：①虚证：气血虚弱配足三里、血海；肾气亏虚配肾俞、太溪；阴虚血燥配太溪、血海。②实证：气滞血瘀配合谷、太冲；痰湿阻滞配中脘、丰隆。

3. 操作

毫针常规刺。气血虚弱、肾气亏虚可在背部穴或腹部穴加灸；气滞血瘀可配合刺络拔罐。

NOTE

4. 方义

关元、中极为任脉与足三阴经交会穴，位近胞宫，均是治疗月经病的要穴；关元有补益元气、调理冲任之功，虚证多用；中极有活血化瘀、通络止痛之效，实证多用；三阴交可调理肝、脾、肾及冲、任二脉，凡月经病不论寒热虚实皆可用之；归来位于下腹部，具有活血调经作用，为治疗经闭的效穴。

[按语]

1. 针刺对精神因素所致闭经有较好的疗效。对严重营养不良、子宫发育不良等其他原因引起的经闭，应采取综合治疗方法。

2. 应进行认真检查，以明确发病原因，注意有无生殖器官发育异常，尤其要注意与早期妊娠鉴别诊断。

【艾灸】

1. 取穴

关元、中极、归来、血海、三阴交。

2. 方法

关元、中极、归来可以选用温和灸、回旋灸或隔姜灸；血海、三阴交宜用温和灸或温灸器灸。每日 1 次，温和灸、回旋灸、温灸器灸每穴10 ～ 15 分钟，隔姜灸每穴 3 ～ 6 壮。

[按语]

1. 艾灸疗法对精神因素导致的闭经有较好疗效，对于器质性病变引起者要采取综合治疗。

2. 治疗前应明确发病原因，要注意与早期妊娠鉴别。

3. 嘱患者调畅情绪，适当进行体育锻炼，劳逸结合，作息规律。

4. 艾灸期间，宜多饮温开水，保持室内通风。

【推拿】

1. 用掌摩法逆时针摩小腹 5 分钟，或以透热为度。

2. 按揉关元、气海、带脉各 1 分钟。

3. 擦法操作于腰脊柱两侧膀胱经及腰骶部 10 分钟。

4. 用掌擦法横擦腰骶部，以透热为佳。

5. 最后，用拇指端点按两肩井穴各 1 分钟。

以上治疗每次约 20 分钟，每天治疗 1 次，5 次为 1 个疗程。

[按语]

1. 推拿治疗闭经应明确病因，必要时做妇科检查、实验室检查以及影像学检查。因先天性生殖器官发育异常，或后天器质性损伤而无月经者，不属于本推拿方法所能治疗范围。

2. 必要时以中西医综合治疗。

3. 推拿治疗闭经疗程长达半年到一年半，需要耐心。以柔和性手法如摩法、擦法持久性操作为主，结合点按刺激性手法。无论是摩腹还是擦腰骶部，都要以透热（腹内有温热感）为原则。

4. 注意避受风寒，勿食生冷食物；加强营养，注意身体锻炼；保持心情愉快，避免不良情绪刺激。

【拔罐】

本病采用留罐法，选取大椎、肾俞、肝俞、脾俞、气海、关元、中极穴，用闪火法拔罐或排气罐吸拔，留置 8 ～ 10 分钟；或选取血海、丰隆、三阴交穴，直接吸拔在穴位上，留置 15 ～ 20 分钟。

【敷贴】

蜣螂 1 条，威灵仙 10g，烘干共研细末，或酒调为丸，置于神阙，胶贴固定 1 小时，去药。本法适用于血瘀型闭经。

NOTE

【刮痧】

（一）虚证

1. 治法

补益肝肾，充养气血。取足太阳经、任脉、足太阴经、足阳明经，以补刮为主。

2. 处方与操作

补刮足太阳膀胱经第 1 侧线肝俞穴至肾俞穴的循行线，不必强求出痧；补刮任脉脐下至关元穴的循行线，以皮肤微红为度；补刮足太阴脾经地机穴至三阴交穴的循行线、足阳明胃经足三里穴至下巨虚穴的循行线，均以皮肤微红为度。

气血虚弱者，加角揉脾俞、胃俞穴、足三里穴；肾气亏虚者，加角揉肾俞、太溪穴等穴。

（二）实证

1. 治法

活血化瘀，温经散寒。取足太阳经、任脉、足太阴经、足厥阴经，以泻刮为主。

2. 处方与操作

泻刮足太阳膀胱经第 1 侧线膈俞穴至肾俞穴的循行线，要求出痧，采用按法按压膈俞穴；泻刮任脉脐下至关元穴的循行线，以皮肤微红为度；泻刮足太阴脾经地机穴至三阴交穴的循行线、足厥阴肝经膝关穴至中封穴的循行线，均以皮肤微红为度。

气滞血瘀者，加角揉血海、太冲；痰湿阻滞者，加角揉中脘、丰隆、阴陵泉等穴。

[按语]

1.闭经病因复杂，治疗难度较大。刮痧治疗血滞经闭疗效较好，而对严重营养不良、结核病、肾病、子宫发育不全等其他原因引起的闭经效果较差。

2.治疗前需认真检查，以明确发病原因，采取相应的治疗。因先天性生殖器官异常或后天器质性病变所致闭经者，不属于刮痧治疗范围。

3.刮痧治疗闭经疗程较长，应间隔3～6日刮痧1次。经刮痧治疗月经来潮经净后，应间隔3～6日刮痧1次，连续4次为1个疗程，待月经再次来潮经净后再开始第2个疗程，应连续治疗3～4个疗程，嘱患者积极配合，以巩固疗效。

【耳针】

1.取穴

肾、肝、脾、子宫、卵巢、脑垂体、内分泌。

配穴：①虚证：气血虚弱证加膈、肾上腺；肾气亏虚证加肾上腺；阴虚血燥证加膈、交感。②实证：气滞血瘀证加膈；痰湿阻滞证加胃、大肠、三焦。

2.治法

（1）毫针法：每次选3～5个穴位，用75%乙醇消毒耳郭相应部位，在选好穴位处捻入或插入进针，每隔10～15分钟行针1次，留针20～30分钟，每日或隔日1次，5～7天为1个疗程。出针时迅速将毫针拔出，用消毒干棉球轻压针孔片刻，以防出血。

（2）压籽法：每次取一侧耳穴，两耳交替使用。耳郭常规消毒后，用中药王不留行籽贴压在所选穴位上，边贴边按压，贴紧固定，并嘱患者每日按压耳穴3～5次，以加强刺激。隔日换贴1次，5次为1个疗程。如对胶布过敏，及时取下，以免造成耳部水肿。

NOTE

第五节　绝经前后诸证

一、概述

妇女在绝经期前后，围绕月经紊乱或绝经出现明显不适证候如烘热汗出、烦躁易怒、潮热面红、眩晕耳鸣、心悸失眠、腰背酸楚、面浮肢肿、情志不宁等，称为"绝经前后诸证"，亦称"经断前后诸证"。这些证候往往三三两两，轻重不一，参差出现，持续时间或长或短，短者仅数月，长者迁延数年，甚者可影响生活和工作，降低生活质量，危害妇女身心健康。

二、病因病机

1. 肾阴虚

"七七"之年，肾阴不足，天癸渐竭，若素体阴虚，或多产房劳伤肾耗精，或数脱于血致精血不足，复加忧思失眠，营阴暗耗，肾阴益亏，脏腑失养，"任脉虚，太冲脉衰少，天癸竭"，遂发经断前后诸证。肝肾同居于下焦，乙癸同源。若肾水不足以涵养肝木，易致肝肾阴虚或肝阳上亢。若肾水不足，不能上济于心，心火独亢，热扰心神，神明不安，出现心肾不交；肾阴虚，精亏血少，不能上荣脑，出现脑髓失养等。

2. 肾阳虚

绝经之年，肾气渐虚，若素体肾阳亏虚，或过用寒凉及过度贪凉，可致肾阳虚惫。若命门火衰而不能温煦脾阳，出现脾肾阳虚，水湿内停，湿聚成痰，易酿成痰湿；或阳气虚弱，无力行血而为瘀，又出现肾虚血瘀。

3. 肾阴阳俱虚

肾藏元阴而寓元阳，阴损及阳，或阳损及阴，真阴真阳不足，不能濡养、温煦脏腑，或激发、推动机体的正常生理活动而致诸症丛生。

三、辨证分型

1. 肾阴虚证

绝经前后，月经紊乱，月经提前量少或量多，或崩或漏，经色鲜红，头晕目眩，耳鸣，头部面颊阵发性烘热汗出，五心烦热，腰膝酸痛，足跟疼痛，或皮肤干燥、瘙痒，口干便结，尿少色黄，舌红少苔，脉细数。

2. 肾阳虚证

经断前后，经行量多，经色淡黯，或崩中漏下，精神萎靡，面色晦暗，腰背冷痛，小便清长，夜尿频数，或面浮肢肿，舌淡，或胖嫩边有齿印，苔薄白，脉沉细弱。

3. 肾阴阳俱虚证

经断前后，月经紊乱，量少或多，乍寒乍热，烘热汗出，头晕耳鸣，健忘，腰背冷痛，舌淡，苔薄，脉沉弱。

四、适宜技术

【针刺】

1. 治法
补肾益精，调理冲任。

2. 取穴
以任脉穴及肾的背俞穴和肾经原穴为主。

NOTE

主穴：关元、三阴交、肾俞、太溪。

配穴：肾阴虚配照海；肾阳虚配命门；肾阴阳俱虚配照海、命门。

3. 操作

毫针常规刺，补法或平补平泻。肾阳虚，可加灸。

4. 方义

本病基本病机是肾精亏虚，肾的阴阳平衡失调，故取肾之背俞穴肾俞、原穴太溪，补益肾之精气以治其本；关元为任脉与足三阴经交会穴，可益肾元，调冲任；三阴交为足三阴经交会穴，可健脾、疏肝、益肾，理气开郁，调补冲任。

> ［按语］
>
> 针刺对本病效果良好，但宜配合心理疏导。

【艾灸】

1. 取穴

气海、肝俞、肾俞、三阴交、太溪。

2. 方法

气海、肝俞、肾俞可选用温和灸或隔附子饼灸；三阴交可以选用温和灸或温灸器灸；太溪宜用温和灸。每日 1 次，温和灸、温灸器灸每穴 10 ～ 15 分钟，隔附子饼灸每穴 3 ～ 6 壮。

> ［按语］
>
> 1. 艾灸疗法治疗本病有较好的疗效，能改善烘热汗出、情绪不宁等症状。
>
> 2. 嘱患者保持乐观豁达的心态，劳逸结合，作息规律。
>
> 3. 艾灸期间，宜多饮温开水，保持室内通风。

【推拿】

1. 一指禅推胸腹部

患者取仰卧位，术者用一指禅推膻中、期门、章门、京门、气海、关元穴，8 分钟。

2. 按揉腰背部

用拇指按揉厥阴俞、膈俞、肝俞、脾俞、胃俞、肾俞、命门穴，8 分钟。

3. 搓胁肋部

双手搓胁肋部 5 分钟。

以上治疗每次约 20 分钟，每天治疗 1 次，5 次为 1 个疗程。一般需治疗 3 ～ 6 个月。

［按语］

1. 本病发病年龄多为妇科肿瘤好发时期，应当注意鉴别，如宫颈癌、子宫肌瘤等。

2. 注意与食管癌相鉴别。

3. 推拿操作时应注意心理安抚。

4. 月经量多时，暂停推拿。

【拔罐】

1. 留罐法

取心俞、膈俞、肾俞、肝俞、气海、关元、中极、涌泉穴，用闪火法拔罐或用排气罐吸拔，留置 8 ～ 10 分钟。或取三阴交、太溪穴，用小号罐，直接吸拔在穴位上，留置 15 ～ 20 分钟。

2. 走罐法

取足太阳膀胱经和督脉从第 1 ～ 12 胸椎两侧，走罐 15 分钟。

NOTE

【耳针】

1. 取穴

主穴：内分泌、卵巢、脑垂体、丘脑、肾。

配穴：肾阴虚证加心、神门、交感；肾阳虚证加肝、交感；肾阴阳俱虚证加神门、子宫、肾上腺、交感。

2. 治法

（1）毫针法：每次选 3 ～ 5 个穴位，用 75% 乙醇消毒耳郭相应部位，在选好穴位处捻入或插入进针，每隔 10 ～ 15 分钟行针 1 次，留针 20 ～ 30 分钟，每日或隔日 1 次，5 ～ 7 天为 1 个疗程。出针时迅速将毫针拔出，用消毒干棉球轻压针孔片刻，以防出血。

（2）压籽法：每次取一侧耳穴，两耳交替使用。耳郭常规消毒后，用中药王不留行籽贴压在所选穴位上，边贴边按压，贴紧固定，并嘱患者每日按压耳穴 3 ～ 5 次，以加强刺激。隔日换贴 1 次，5 次为 1 个疗程。如对胶布过敏，及时取下，以免造成耳部水肿。

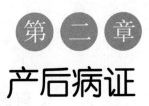

产后病证

第一节　乳　少

一、概述

产后哺乳期内产妇乳汁甚少或全无，称为乳少。西医学的产后乳少、泌乳过少，可参考本病施治。

二、病因病机

乳汁由气血化生，资于冲任，赖肝气疏泄与调节。素体脾胃虚弱，或孕期、产后调摄失宜，或产后思虑过度伤脾，则气血生化不足；孕妇年岁已高，气血渐衰，或产后失血过多，操劳过度，均可致气血不足；产后七情所伤，情志抑郁，肝失条达，气机不畅，乳络不通，乳汁运行受阻，也可导致乳少。本病主要与肝、胃有关。

三、辨证分型

1. 气血不足证

产后乳少，甚或全无，乳汁清稀，乳房柔软无胀感，面色苍白，唇甲无华，神疲乏力，食少便溏，舌淡，苔薄白，脉虚细。

2. 肝气郁滞证

产后乳汁不行或乳少，乳房胀满疼痛，甚至身有微热，情志抑郁不乐，胸胁胀闷，脘痞食少，舌红，苔薄黄，脉弦。

四、适宜技术

【针刺】

1. 治法

调理气血，疏通乳络。

2. 取穴

以足阳明经穴为主。

主穴：膻中、乳根、少泽。

配穴：气血不足配脾俞、足三里；肝气郁滞配内关、太冲。

3. 操作

膻中穴向两侧乳房平刺，乳根向乳房基底部平刺，使乳房有微胀感，两穴可配合拔罐；少泽浅刺。气血不足者，可加用灸法。

4. 方义

膻中位于两乳之间，为气会，虚证补之能益气养血生乳，实证泻之能理气开郁通乳；乳根属多气多血的足阳明经穴，位于乳下，既能补益气血，化生乳汁，又能行气活血，通畅乳络；少泽为手太阳井穴，小肠经主液所生病，且配五行属金，能疏泄肝木之郁，善通乳络，为生乳、通乳之经验效穴。

[按语]

1. 针刺治疗乳少效果较好。

2. 治疗期间，患者应调畅情志，加强营养，避免过劳，保证充足睡眠，纠正不正确的哺乳方法。

3. 对乳汁壅滞，乳房胀满疼痛者，应避免挤压，以防止发生乳痈。

NOTE

【艾灸】

1. 取穴

乳根、膻中、少泽。

2. 方法

乳根、膻中可以选择温和灸、回旋灸，少泽选用温和灸，每天1～2次，每穴10～20分钟。

［按语］

1.艾灸疗法治疗乳少有较好的疗效。对乳汁排出不畅而有乳房胀满者，应排出积乳。

2.患者宜保持心情愉悦，保证充足睡眠，避免过度劳累，并掌握正确的哺乳方法。

【推拿】

1.患者取仰卧位，术者用三指揉法、摩法作用于两乳周围的库房、屋翳、膺窗、乳中、乳根、食窦、天溪、胸乡、期门等穴8分钟，继用掌摩法在腹部做顺时针方向摩腹5分钟，兼按揉中脘、天枢、气海等穴。

2.患者取俯卧位，术者用掌揉法操作于背部，同时按揉及掌擦胸段华佗夹脊、膀胱经穴位，重点在肝俞、脾俞、胃俞，约10分钟。

3.继上势，术者拇指点按风池、肩井、合谷、少泽穴，2分钟。

以上治疗每次约20分钟，隔天治疗1次，5次为1个疗程。

［按语］

1.加强营养，饮食结构、荤素搭配合理，忌食肥甘、油腻、辛辣之品。

2.哺乳避免露乳当风，注意胸背部保暖，哺乳后宜轻揉乳房。

3.保持乳房清洁，养成良好哺乳习惯，每日按时哺乳，不宜让婴儿含乳而睡。

4.保持情绪愉快，避免不良情绪刺激。

【拔罐】

本病采用留罐法，选取足三里、乳根、膻中、天宗、关元穴，直接吸拔在穴位上，留置 15 ～ 20 分钟。

【耳针】

1. 取穴

主穴：乳腺、脑垂体、丘脑、肾、皮质下。

配穴：气血不足证加脾、胃、三焦；肝气郁滞证加肝、神门。

2. 治法

（1）毫针法：每次选 3 ～ 5 个穴位，用 75% 乙醇消毒耳郭相应部位，在选好穴位处捻入或插入进针，每隔 10 ～ 15 分钟行针 1 次，留针 20 ～ 30 分钟，每日或隔日 1 次，5 ～ 7 天为 1 个疗程。出针时迅速将毫针拔出，用消毒干棉球轻压针孔片刻，以防出血。

（2）压籽法：每次取一侧耳穴，两耳交替使用。耳郭常规消毒后，用中药王不留行籽贴压在所选穴位上，边贴边按压，贴紧固定，并嘱患者每日按压耳穴 3 ～ 5 次，以加强刺激。隔日换贴 1 次，5 次为 1 个疗程。如对胶布过敏，及时取下，以免造成耳部水肿。气血虚者，用轻压揉摩补法；肝郁气滞者用重压的泻法。

（3）按摩法：用拇指、食指相对，压揉所选穴位。要求：一压一松、用力适中，均匀，每部位压揉 10 ～ 30 次，每日压揉 3 ～ 5 次，两耳交替进行，5 ～ 7 次为 1 个疗程。

【熏蒸】

中药配方：猪蹄 3 只，通草 15g，王不留行 15g，穿山甲 15g，当归 12g，木通 10g，黄芪 10g，党参 10g，白术 8g，桔梗 8g，柴胡 8g。

操作：先将猪蹄加水煮烂后取猪蹄汤 800mL，中药加水 600mL 浸泡 30 分钟后，与猪蹄汤混煎 1 小时，取汁 800mL 趁热熏蒸两侧乳房，待药液降温后，再进行双侧乳房擦洗，每天 2 ～ 3 次，每次 20 分钟。

NOTE

乳道壅塞不通、乳汁运行受阻者，熏蒸前先用淘米水煮沸待温，将乳头放在温热的淘米水中浸泡片刻，再用水慢慢擦洗，若发现乳头中有白丝，将其拉出，并挤出淡黄色液体少许，一般洗后即可乳汁通畅，再进行熏蒸。

第二节 产后发热

一、概述

产褥期内，出现发热持续不退，或突然高热寒战，并伴有其他症状者，称为"产后发热"。

二、病因病机

1. 感染邪毒

产后血室正开，胞脉空虚，若产时接生不慎，或产后护理不洁，邪毒乘虚入侵直犯胞宫，正邪交争而发热。产后正虚，若邪毒炽盛，与血相搏，正虚邪盛，则传变迅速，热入营血，甚则逆传心包，出现危急重症。

2. 外感

产后气血骤虚，元气受损，腠理不密，卫阳不固，外邪乘虚而入，营卫不和，或正值暑令，猝中暑邪，亦可致发热。

3. 血瘀

产后恶露不畅，当下不下，瘀血停滞，阻碍气机，营卫不通，郁而发热。

4. 血虚

产时、产后失血过多，阴血骤虚，以致阳浮于外而发热；血虚伤阴，相火偏旺，亦致发热。

NOTE

三、辨证分型

1. 感染邪毒证

产后高热寒战，热势不退，小腹疼痛拒按，恶露量或多或少，色紫黯如败酱，气臭秽，心烦口渴，尿少色黄，大便燥结，舌红苔黄，脉数有力。

2. 外感证

产后恶寒发热，鼻流清涕，头痛，肢体酸痛，无汗，舌苔薄白，脉浮紧。

3. 血瘀证

产后寒热时作，恶露不下，或下亦甚少，色紫黯有块，小腹疼痛拒按，舌质紫黯或有瘀点，脉弦涩。

4. 血虚证

产后低热不退，腹痛绵绵、喜按，恶露量或多或少，色淡质稀，自汗，头晕心悸，舌质淡，苔薄白，脉细数。

四、适宜技术

【针刺】

1. 治法

清热解毒，凉血化瘀。

2. 取穴

主穴：合谷、中极、血海。

配穴：感染邪毒者加子宫、阴陵泉、曲池；风寒外感者加列缺、风门、风池、三阴交；血瘀者加气海、行间；血虚者加肝俞、脾俞、气海。

3. 操作

毫针常规刺。

4.方义

中极可调冲任、清下焦湿热；合谷为清热要穴；血海可清血分之热。

[按语]

1.针刺治疗本病有一定效果。高热伴神昏等危重患者，可结合必要的西医检查及综合治疗。

2.会阴部因生产而致侧切、撕裂之伤口，须防止化脓性感染，应定时换药；若有化脓病灶形成，应引流通畅，使脓汁及分泌物流出，以防逆行性感染。

3.新产妇女抵抗力弱，应避风寒，避免接触感冒患者；增加营养，注意休息，增强抵抗力；加强子宫收缩，予以收缩子宫治疗。对预防产褥感染和清除恶露有重要意义。

【艾灸】

1.取穴

大椎、足三里、膈俞。

2.方法

大椎可以选择温和灸、回旋灸，足三里、膈俞选用温和灸或温灸器灸，每天 1～2 次，每穴 10～20 分钟。

[按语]

1.注意均衡营养，增强体质。

2.艾灸期间，宜多饮热开水，保持室内通风。

【推拿】

1.患者取屈膝屈髋仰卧位，腹部放松，术者用掌摩法在小腹部做顺时针方向摩腹 8 分钟，以腹腔内有温热感为佳；并按揉神阙、子宫、血海、足三里、三阴交穴，每穴 1 分钟。

NOTE

2. 患者取俯卧位，术者用掌擦法横擦腰骶部肾俞、命门，纵擦八髎穴所在部位，以透热为佳。

3. 继上势，捏脊法操作：术者用双手拇指桡侧顶住皮肤，食、中指前按，余三手指前按同时用力捏拿脊背部皮肤，从大椎向下沿脊柱中线直捏到长强边捏边向下移动（拇指不离开皮肤，向下推，食、中指交替向下捻动），每捏拿 3 次再向上提捏 1 次，重复操作 10 遍，后反向操作 10 遍，即从长强向上沿脊柱中线直捏到颈部大椎，边捏边向上移动（拇指不离开皮肤，向上推，食、中指交替向上捻动），每捏拿 3 次再向上提捏 1 次，重复操作 10 遍。

以上治疗每次约 20 分钟，每天治疗 1 次。高热患者 1 天可以治疗 2 次，5 次为 1 个疗程；热退后继续巩固治疗，捏脊可仅自下而上进行操作。

［按语］

1. 感染邪毒发热是西医所称产褥感染，宜积极进行中西医救治。

2. 产褥期注意营养均衡，多喝热水，避免辛辣生冷饮食。

3. 产褥期避风寒，慎起居，保持外阴清洁，严禁房事，以防外邪入侵。

4. 保持心情乐观，避免不良情绪刺激。

【敷贴】

贴敷药物：当归 15g，川芎 10g，桃仁 9g，红花 15g，益母草 30g，枳壳 30g，川厚朴 15g，木香 10g，川牛膝 30g，吴茱萸 6g，小茴香 9g，乌药 15g，充分混合后，研磨成粉，加益母草药膏调制成糊状。用时取 5g 药膏于产后 2 小时，分别贴于足三里、乳根、膻中、少泽、气海、关元穴，12 小时后每隔 3 小时换药 1 次，连续使用 4 天。

第三节 产后便秘

一、概述

产后饮食如常，大便数日不解，或大便干结疼痛者，称产后便秘。中医学称"产后大便难""产后大便不通""产后大便秘涩"。

二、病因病机

本病主要病机为血虚津亏，肠燥失润；或肺脾气虚，传导无力。

1. 血虚津亏

素体血虚，因产重虚，或产时产后失血过多，或产后汗出过多，津亏血耗，肠失濡润，致大便燥结。

2. 肺脾气虚

分娩时失血耗气，肺脾亏虚。脾气虚则升举无力，肺气虚则肃降失司，大肠失于传导，致大便困难。

本病应与其他病变引起的便秘相鉴别，如痔疮、肛裂等，虽有便秘，但不只发生于产后。

三、辨证分型

1. 血虚津亏证

产后大便干燥，数日不解，或解时艰涩难下，腹无胀痛，或心悸少寐，肌肤不润，面色萎黄，舌淡，苔薄白，脉细弱。

NOTE

2. 脾肺气虚证

产后大便数日不解，或努责难出，神倦乏力，气短汗多，舌淡，苔薄白，脉缓弱。

四、适宜技术

【针刺】

1. 治法
养血滋阴，润燥通便。

2. 取穴
以足阳明、足少阴经穴为主。

主穴：膈俞、肝俞、照海、上巨虚。

配穴：天枢、三阴交。

3. 操作
针用补法。

4. 方义
本病是因血虚津少，无以润肠而致，故取肝俞、膈俞，因血会膈俞，肝主藏血，二穴具有补血润肠之作用；照海能补肾水，为益水行舟之法，因天枢为大肠募穴，上巨虚为下合穴，故取之能通泄大肠腑气而通便；三阴交能补阴清热。诸穴合用，以达养血润燥、清热通便之作用。

[按语]
针刺对产后便秘有一定的疗效。在治疗同时，产妇应适当下床活动，以促进肠蠕动，饮食除肉食外，应适当增加蔬菜及多饮水。

【艾灸】

1. 取穴

神阙、天枢、足三里、合谷。

2. 方法

神阙可以选择温和灸、回旋灸或隔盐灸，天枢、足三里可以选择温和灸或隔姜灸，合谷选用温和灸，每天 1～2 次，每穴 10～20 分钟。

[按语]

1. 艾灸疗法同时，患者注意适当运动，不宜长时间卧床。

2. 饮食注意粗细粮搭配，选择高蛋白、高维生素且富含纤维素的食物。

【推拿】

1. 患者取屈膝屈髋仰卧位，腹部放松，术者用掌摩法在腹部做顺时针方向摩腹 10 分钟，以腹腔内有温热感为佳；并按揉中脘、天枢、大横、血海、足三里、三阴交等穴，5 分钟。

2. 患者取俯卧位，术者用拇、食指同时按揉膀胱经肾俞、命门、脾俞穴，每穴 1 分钟。

3. 继上势，术者用掌擦法横擦腰骶部肾俞、命门、大肠俞，纵擦八髎穴所在部位，以透热为佳。

以上治疗每次约 20 分钟，每天治疗 1 次，5 次为 1 个疗程。

[按语]

1. 本法治疗产后便秘疗效肯定，有时立竿见影。手法治疗宜饭后 1 小时后进行。

2. 饮食宜清淡，富含营养而易消化，避免过食生冷辛辣和肥甘油腻煎炒之品。起居宜劳逸结合，以免耗气伤血。

3. 适当活动，嘱患者养成定时排便习惯。

NOTE

【拔罐】

拔罐治疗产后便秘，应注意辨证选穴。如血虚津亏，可取膈俞、三阴交、足三里、天枢、水道穴；阴虚肠燥，可取太溪、三阴交、支沟、上巨虚穴；肺脾气虚，可取关元、足三里、三阴交、脾俞、大肠俞穴。直接吸拔在穴位上，留置 15 ～ 20 分钟。

【敷贴】

敷贴药物常用大黄、厚朴、枳实、芒硝，使用时各药等量研细末，用凡士林调成糊状，做成直径约为 2cm 的药饼，敷贴固定于大肠俞、天枢、肾俞穴。产后 2 小时开始敷贴，每日 1 次，每次 3 ～ 4 小时。敷后局部有蚁走感或皮肤出现发红、灼热、疼痛可提前取下，反之如贴后皮肤微痒舒适者可酌情延长贴药时间。

第四节 产后腹痛

一、概述

产妇在产褥期内，发生与分娩或产褥有关的小腹疼痛，称为产后腹痛。其中因瘀血引起者，称"儿枕痛"。

二、病因病机

本病主要病机是气血运行不畅，不荣则痛或不通则痛。

1. 血虚

素体虚弱，气血不足，复因产时、产后失血过多，冲任血虚，胞脉失养，又气随血耗，气虚运血无力，血行迟滞，而致腹痛。

2. 寒凝

产后脏腑虚弱，当风感寒，风寒乘虚而入，血为寒凝，胞脉失畅，不通则痛，故使腹痛。

3. 血瘀

产后脏腑虚弱，内伤七情，气滞而血瘀，瘀阻冲任，胞脉失畅，不通则痛，故使腹痛。

NOTE

三、辨证分型

1. 血虚证

产后小腹隐隐作痛，喜揉喜按，恶露量少，色淡，头晕眼花，心悸怔忡，大便秘结，舌淡红，苔薄白，脉细弱。

2. 寒凝证

产后小腹疼痛，得热痛减，面色青白，形寒肢冷，或大便溏薄，舌淡，脉细而迟。

3. 血瘀证

产后小腹疼痛拒按，得热痛减，恶露量少，色紫黯，夹有血块，块下痛减，形寒肢冷，面色青白，舌淡黯，脉沉紧或沉弦。

四、适宜技术

【针刺】

（一）血虚证

1. 治法

补益气血，调理冲任。

2. 取穴

以任脉、足阳明、足太阴经穴为主。

主穴：关元、气海、膈俞、三阴交、足三里。

配穴：头晕加百会、四神聪；大便燥结加照海、支沟。

3. 操作

针刺补法，并灸。

4. 方义

关元、气海属任脉，通于足三阴，配血会膈俞有不养气血、调理冲任的作用；三阴交、足三里可调补脾胃，以益生化之源。

（二）寒凝证

1. 治法

助阳散寒，温通胞宫。

2. 取穴

以任脉、足太阴经穴为主。

主穴：关元、气海、肾俞、三阴交。

配穴：四肢厥冷重灸神阙、三阴交；腹痛剧烈加命门、次髎。

3. 操作

针灸并用。

4. 方义

灸关元、肾俞可助阳散寒，针气海、三阴交可调气活血。诸穴相配有温通胞脉之功。

（三）血瘀证

1. 治法

行气化瘀，通络止痛。

2. 取穴

以任脉、足阳明、足厥阴经穴为主。

主穴：中极、归来、膈俞、血海、太冲。

配穴：胸胁胀痛加期门、膻中；恶露不下加气海、三阴交。

3. 操作

针用泻法，可灸。

4. 方义

中极、归来能行气化瘀；太冲为肝经原穴，有疏肝理气的作用；膈俞、血海活血通滞。

【艾灸】

1. 取穴

神阙、子宫、关元、气海、三阴交、合谷。

NOTE

2. 方法

子宫、神阙、关元、气海可选用温和灸、回旋灸、隔姜灸、温灸器灸；三阴交、合谷可以选择温和灸。每天 1～2 次，每穴 10～20 分钟。

> [按语]
> 1. 注意避寒保暖，避免精神紧张与恐惧。
> 2. 注意饮食调养，多配营养丰富、易于消化的温热食物。
> 3. 保持心情愉快，以免导致气机郁滞影响恶露排泄。

【推拿】

1. 患者取屈膝屈髋仰卧位，腹部放松，术者用掌摩法在小腹部做顺时针方向摩腹 8 分钟，以腹腔内有温热感为佳；并按揉血海、子宫穴，每穴 1 分钟。

2. 患者取俯卧位，术者用拇、食指同时按揉膀胱经肾俞、命门、脾俞、八髎穴，5 分钟。

3. 继上势，术者找准腰骶部明显压痛点，肘压 1～2 分钟，以患者可耐受为度。

4. 继上势，术者用掌擦法横擦腰骶部肾俞、命门，纵擦八髎穴所在部位，以透热为佳。

以上治疗每次约 20 分钟，每天治疗 1 次，腹痛明显者每天可治疗 2 次，手法宜轻柔，5 次为 1 个疗程。

> [按语]
> 1. 治疗过程中注重与患者交流，稳定情绪，消除其恐惧与精神紧张。
> 2. 注意休息，注意腹部、骶部及下肢保暖，避免辛辣生冷饮食。
> 3. 推拿前必须明确是否有胎盘、胎衣残留，并注意恶露变化，必要时妇科专科处理。

NOTE

【拔罐】

1. 血虚证

采用灸罐法：先用艾条温灸脾俞、关元、中极、足三里、三阴交穴各15分钟，以皮肤有温热感及人体感觉舒适为宜，之后吸拔火罐，留罐10分钟。每日1次，10次为1个疗程。

2. 寒凝、血瘀证

采用刺络拔罐法：膈俞穴用梅花针轻叩刺，以皮肤微微出血为度，之后拔罐，以有较多血点冒出皮肤为度。血海、归来、三阴交采用单纯拔罐法，留罐10分钟。每日1次，3次为1个疗程。

【敷贴】

中药组成：丹参12g，当归10g，红花10g，土鳖虫6g，三七8g，白芷10g，大黄10g，生薏苡仁15g，白术15g，川续断15g，淫羊藿10g，木香6g，冰片2g。上述药材共为细末，每次取适量兑陈醋调至糊状，将药膏贴敷于神阙并固定，2次/日，3日为1个疗程，具有活血化瘀、行气止痛之效。

NOTE

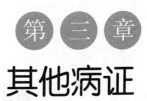

第三章

其他病证

第一节　带下病

一、概述

带下病是指带下量明显增多或减少，色、质、气味发生异常，或伴有全身或局部症状者。带下明显增多者称为带下过多，带下明显减少者称为带下过少。在某些生理性情况下也可出现带下量增多或减少，如妇女在月经期前后、排卵期、妊娠期带下量增多而无其他不适者，为生理性带下；绝经前后白带减少而无明显不适者，也为生理现象，均不作病论。

二、病因病机

1.脾虚湿盛

素体脾虚，或饮食所伤，或劳倦过度，或忧思气结，损伤脾气，脾虚运化失司，水谷精微不能上输以化血，反聚而成湿，流注下焦，伤及任带而为带下过多。

2.肾虚不固

素体阳虚，或房劳多产，或年老体虚，或久病伤肾，肾阳虚，命门火衰，气化失常，水湿下注，任带失约；或因肾气不固，封藏失职，精液滑脱而致带下过多。

3. 阴虚夹湿

素体阴虚，或年老真阴渐亏，或久病失养，暗耗阴津，相火偏旺，阴虚失守，复感湿邪，伤及任带，而致带下过多。

4. 湿热下注

经行产后，胞脉空虚，摄生不洁，湿热内犯；或淋雨涉水，或久居湿地，感受湿邪，蕴而化热，伤及任带而致；或脾虚生湿，湿蕴化热酿成；或因肝郁化热，肝气乘脾，脾虚失运，肝火夹脾湿流注下焦，损伤任带二脉，而致带下过多。

三、辨证分型

（一）虚证

1. 脾虚湿盛证

带下量多，色白或淡黄，质稀薄，或如涕如唾，绵绵不断，无臭，面色白或萎黄，四肢倦怠，脘胁不舒，纳少便溏，或四肢浮肿，舌淡胖，苔白或腻，脉细缓。

2. 肾虚不固证

带下量多，绵绵不断，质清稀如水，腰酸如折，畏寒肢冷，小腹冷感，面色晦暗，小便清长，或夜尿多，大便溏薄，舌质淡，苔白润，脉沉迟。

3. 阴虚夹湿证

带下量多，色黄或赤白相兼，质稠，有气味，阴部灼热感，或阴部瘙痒，腰酸腿软，头晕耳鸣，五心烦热，咽干口燥，或烘热汗出，失眠多梦，舌质红，苔少或黄腻，脉细数。

（二）实证

湿热下注证

带下量多，色黄或呈脓性，质黏稠，有臭气，或带下色白质黏，呈豆渣样，外阴瘙痒，小腹作痛，口苦口腻，胸闷纳呆，小便短赤，舌红，苔黄腻，脉滑数。

NOTE

四、适宜技术

【针刺】

1. 治法

利湿化浊，固摄止带。

2. 取穴

以任脉及足太阴经穴为主。

主穴：中极、三阴交、带脉、白环俞。

配穴：①实证：湿热下注配阴陵泉、行间。②虚证：脾虚湿盛配脾俞、足三里；肾虚不固配肾俞、关元。

3. 操作

中极针尖向下斜刺，使针感传至耻骨联合下为佳；带脉向前斜刺，不宜深刺；白环俞直刺，使骶部酸胀为佳；三阴交常规针刺。带脉、三阴交可加电针。

4. 方义

中极为任脉与足三阴经交会穴，有固任化湿、健脾益肾之效；带脉穴属足少阳经，为足少阳、带脉二经交会穴，是带脉经气所过之处，可协调冲任，止带下，调经血，理下焦；三阴交调理肝、脾、肾，以治其本；白环俞属足太阳经，可调膀胱气化，利湿止带，是治疗带下病的效穴。

[按语]

1. 针刺治疗带下病有较好的疗效。同时要明确病因，滴虫性及真菌性阴道炎引起者，宜结合外用药，以增强疗效。

2. 养成良好的卫生习惯，经常保持会阴部清洁干燥卫生。

NOTE

【艾灸】

1. 取穴

神阙、中极、命门、白环俞、三阴交。

2. 方法

神阙选用隔盐灸；中极、命门、白环俞可以选用隔姜灸或温和灸；三阴交宜用温和灸或温灸器灸。每日 1 次，温和灸、温灸器灸每穴 10 ～ 15 分钟，隔盐灸、隔姜灸每穴 3 ～ 6 壮。

> [按语]
>
> 1. 艾灸疗法治疗本病疗效好，但由滴虫或真菌引起者，宜结合外用药以增强疗效。
>
> 2. 女性平时应保持外阴清洁干爽，注意经期及产褥期的卫生。
>
> 3. 艾灸期间，宜多饮温开水，保持室内通风。

【推拿】

1. 患者取屈膝屈髋仰卧位，腹部放松，术者用掌摩法在小腹部做顺时针方向摩腹 5 分钟，以腹腔内有温热感为佳；并按揉带脉、中脘、气海、关元、血海、足三里、三阴交穴，每穴约 1 分钟。

2. 患者取俯卧位，术者用拇、食指同时按揉膀胱经肾俞、脾俞、胃俞穴，每穴 1 分钟。

3. 继上势，术者用掌擦法纵擦八髎穴所在部位，以透热为佳。

以上治疗每次约 20 分钟，隔天治疗 1 次，5 次为 1 个疗程。

> [按语]
>
> 1. 推拿治疗可以在中西药治疗时配合使用。
>
> 2. 注意个人卫生，每天宜清洗外阴 1 ～ 2 次。
>
> 3. 避免辛辣、生冷饮食。

NOTE

【拔罐】

拔罐疗法适用于湿热下注型带下病。临床采用刺络拔罐法，于第 5 腰椎、八髎周围寻找浅表的瘀血络脉，三棱针点刺出血，拔罐后留罐 5～10 分钟，每周 2 次。

【敷贴】

敷贴疗法的药物为黄柏、苍术、苦参、地肤子、蛇床子、冰片，按 3∶3∶2∶1∶1∶1 比例研末加蜜调糊，取穴上髎、归来、气海、天枢、中极、子宫，每周 2 次，每次选 1 组，每次 3～4 小时，连续敷贴 3 个月经周期，疗效肯定。

【刮痧】

（一）虚证

1. 治法

健脾益肾，升阳除湿。取足太阳经、任脉、足太阴经，以补刮为主。

2. 处方与操作

补刮足太阳膀胱经第 1 侧线膈俞穴至肾俞穴的循行线，不必强求出痧；采用擦法横向快速摩擦八髎穴区，使之产生热量并向深部渗透至小腹；补刮任脉脐下至中极穴的循行线，以皮肤微红为度；补刮带脉穴、足太阴脾经阴陵泉穴至三阴交穴的循行线，均以皮肤微红为度。

脾虚湿盛者，加角揉足三里、阴陵泉、三阴交等穴；肾虚不固者，加补刮足少阴肾经阴谷穴至太溪穴的循行线，角揉肾俞、关元穴。

（二）实证

1. 治法

清利下焦，除湿止带。取足太阳经、任脉、足太阴经，以泻刮为主。

NOTE

2. 处方与操作

泻刮足太阳膀胱经第 1 侧线膈俞穴至肾俞穴的循行线，要求出痧；采用擦法横向快速摩擦八髎穴区，使之产生热量并向深部渗透至小腹；泻刮任脉脐下至中极穴的循行线，以皮肤微红为度；泻刮带脉穴、足太阴脾经阴陵泉穴至三阴交穴的循行线，均以皮肤微红为度。

脾虚湿盛者，加角揉脾俞、足三里、阴陵泉、三阴交等穴；肾虚不固者，加补刮足少阴肾经阴谷穴至太溪穴的循行线，角揉肾俞、关元穴。

［按语］

1. 刮痧治疗带下病有较好的辅助疗效，对于实证者可配合药物内服及外阴部药物洗浴等方法，积极治疗阴道炎、盆腔炎、宫颈炎等原发病，以增强疗效。

2. 间隔 3～6 日刮痧 1 次，连续 4 次为 1 个疗程，休息 2 周后再开始第 2 个疗程，应坚持治疗 2～3 个疗程，以免复发。

【耳针】

1. 取穴

主穴：子宫、内分泌、卵巢、盆腔。

配穴：①虚证：脾虚湿盛证加三焦、脾；肾虚不固证加脾、肾；阴虚夹湿证加脾、神门。②虚证：湿热下注证加耳尖、耳背静脉、腹、脾、肝。

2. 治法

（1）毫针法：每次选 3～5 个穴位，用 75% 乙醇消毒耳郭相应部位，在选好穴位处捻入或插入进针，每隔 10～15 分钟行针 1 次，留针20～30 分钟，每日或隔日 1 次，5～7 天为 1 个疗程。出针时迅速将毫针拔出，用消毒干棉球轻压针孔片刻，以防出血。

（2）压籽法：每次取一侧耳穴，两耳交替使用。耳郭常规消毒后，用中药王不留行籽贴压在所选穴位上，边贴边按压，贴紧固定，并嘱患

NOTE

者每日按压耳穴 3 ～ 5 次，以加强刺激。隔日换贴 1 次，5 次为 1 个疗程。如对胶布过敏，及时取下，以免造成耳部水肿。

（3）刺血法：每次取一侧耳穴，左右耳交替进行，按摩耳郭使其充血后，以 75% 乙醇做常规消毒，再用注射针头点刺耳尖、耳背静脉及子宫、盆腔，每隔 3 天治疗 1 次，每个穴位出血量为 10 ～ 20 滴。

【熏蒸】

中药配方：苦参、百部、蛇床子、地肤子各 20g，马齿苋、白藓皮各 15g。

上药置盆中，加凉水 3000mL，浸泡 10 分钟，然后用火煮沸 5 分钟，先熏后洗。待温后坐浴，每次 20 分钟左右，早晚各 1 次。每剂药可反复使用 2 ～ 3 天，以不酸败变质为度。每次用时需煮沸。

第二节 阴 挺

一、概述

妇女子宫下脱，甚则脱出阴户之外，或阴道壁膨出，中医称为"阴挺"，又称"阴脱""阴菌""阴痔""产肠不收""葫芦"等。因多由分娩损伤所致，故又有"产肠不收"之称。

二、病因病机

1. 气虚下陷

素体虚弱，中气不足，分娩损伤，冲任不固，带脉失约，或经行产后负重操劳，耗气伤中，或久居湿秽之地，寒湿袭于胞络，损伤冲任带脉，而失于固摄，久则子宫坠落下脱。

2. 肾虚

先天不足，或房劳多产，伤精损肾，或年老体弱，肾气亏虚，冲任不固，带脉弛纵，无力系胞，而致子宫脱出。

三、辨证分型

1. 气虚下陷证

子宫下移或脱出于阴道口外，阴道壁松弛膨出，劳则加重，小腹下

NOTE

坠，身倦懒言，面色不华，四肢乏力，小便频数，带下量多，质稀色淡，舌淡苔薄，脉缓弱。

2. 肾虚证

子宫下脱，日久不愈，头晕耳鸣，腰膝酸软冷痛，小腹下坠，小便频数，入夜尤甚，带下清稀，舌淡红，脉沉弱。

四、适宜技术

【针刺】

1. 治法

补气益肾，固摄胞宫。

2. 取穴

以任脉、督脉穴为主。

主穴：百会、气海、大赫、维道、子宫。

配穴：气虚下陷配足三里、脾俞；肾虚配肾俞、太溪。

3. 操作

百会沿前后方向平刺，先针后灸或针灸同施；维道向会阴方向针刺；余穴常规针刺。

4. 方义

任、督、冲三脉同起于胞宫，百会属于督脉，位于颠顶，可升阳举陷、固摄胞宫；气海属于任脉，邻近胞宫，可调理冲任、益气固胞；大赫为足少阴肾经和冲脉的交会穴，位于小腹，可固肾调冲维胞；维道位于腰腹，交会于带脉，能维系和约束任、督、冲、带诸脉，固摄胞宫；子宫穴为治疗阴挺的经验效穴。

[按语]

1. 针刺治疗子宫脱垂Ⅰ度、轻Ⅱ度疗效明显，重Ⅱ度、Ⅲ度患者宜针药并用，综合治疗。

2. 治疗期间，指导患者做肛提肌锻炼。患者应注意休息，不宜久蹲及从事担、提重物等体力劳动，禁房事。积极治疗引起腹压增高的病变，如便秘、咳嗽等。

【艾灸】

1. 取穴

百会、气海、子宫、维道、三阴交。

2. 方法

百会、三阴交可以选用温和灸或温灸器灸；气海、子宫、维道宜用隔附子饼灸、温和灸或回旋灸。每日 1 次、回旋灸、温和灸、回旋灸、温灸器灸每穴 10 ~ 15 分钟。

[按语]

1. 艾灸疗法对本病有一定疗效，对轻度子宫脱垂疗效较好，较重者疗效欠佳。

2. 患者应避免重体力劳动；积极治疗可引起腹压的疾病，如便秘、慢性咳嗽等；适当进行盆底肌肉运动锻炼。

3. 艾灸期间，宜多饮温开水，保持室内通风。

【拔罐】

1. 气虚下陷

取督脉、足太阴、阳明经穴为主。选择百会、气海、维道、足三里、三阴交，拔罐后留罐 20 分钟。每日或隔日治疗 1 次，5 次为 1 个疗程。

NOTE

2. 肾虚

取任脉、足少阴肾经穴为主，选择关元、子宫、照海，拔罐后留罐20分钟。每日或隔日治疗1次，5次为1个疗程。

【敷贴】

蓖麻仁30g，雄黄4.5g，共捣烂成膏状，一半贴于百会穴，一半贴神阙穴，以纱布包裹，连用3日。

【刮痧】

1. 治法

补肾益气固脱。取足太阳经、督脉、任脉、足少阴经，以补刮为主。

2. 处方与操作

补刮足太阳膀胱经第1侧线大杼穴至肾俞穴的循行线，不必强求出痧；采用擦法横向快速摩擦督脉的腰骶部段及八髎穴区，使之产生热量并向深部渗透至小腹；补刮督脉百会穴、任脉脐下至中极穴的循行线，以皮肤微红为度；角揉关元穴；补刮足少阴肾经阴谷穴至太溪穴的循行线，均以皮肤微红为度；角揉太溪穴。

气虚下陷者，加角揉气海、足三里穴；肾虚者，加角揉肾俞、命门穴。

［按语］

1. Ⅱ度以上脱垂者、合并直肠膀胱膨出有症状者，需要配合手术治疗。

2. 患者应特别注意劳逸结合，避免过度疲劳，配合进行盆底肌肉（肛提肌）锻炼。

3. 刮痧后饮用300～400mL温开水。

4. 间隔3～6日刮痧1次，连续4次为1个疗程，休息2周后再开始第2个疗程，应坚持治疗2～3个疗程。

NOTE

【熏蒸】

1. 方法一

中药配方：五倍子150g，苦参30g，枯矾3g，黄柏15g，水2000mL。

操作：上药煎煮15分钟，先熏后洗。每日早晚各1次，每剂可用2天。

2. 方法二

中药配方：诃子、川楝子、栀子各适量，芒硝5g。

操作：将上药熬成汤，加入芒硝，然后倒入小器皿里，用热气先熏后洗患部，连续3～5次。

NOTE

第三节　胎位异常

一、概述

妊娠后期（32 周以后）发生胎先露及胎位异常者，称为胎位异常。本病是造成难产的常见因素之一。通常分娩时只有枕前位是正常胎位，约占 90%，而胎位异常约占 10%。通过定期的产前检查，可以及早发现和纠正异常胎位。

二、病因病机

本病主要由于气虚或气滞，使胎气失和所致。

1. 气虚

孕妇素体虚弱，中气不足，冲任气弱无力促胎调转，以致胎位不正。

2. 气滞

孕后肝郁不舒，气机失畅，冲任失调，胎儿不得回转，而致胎位不正。

三、辨证分型

1. 气虚证

妊娠后期，胎位不正，精神疲倦，气短懒言，小腹下坠，面色白，舌淡，苔白，脉滑缓。

2. 气滞证

妊娠后期，胎位不正，胁肋胀痛，时轻时重，精神抑郁，胸闷嗳气，苔薄微腻，脉弦滑。

四、适宜技术

【针刺】

1. 治法

调整胎位。

2. 取穴

以足太阳经井穴为主。

主穴：至阴。

配穴：气虚配足三里、脾俞；气滞配肝俞、行间、足三里。

3. 操作

虚证用补法，实证用泻法，不宜强刺激。

4. 方义

至阴是足太阳经井穴，与足少阴经相连，具有疏通经络、调整阴阳、纠正胎位的功能，为转胎之经验效穴。

［按语］

1. 艾灸至阴穴矫正胎位成功率较高，一般超过自然恢复率。针刺矫正胎位简便、安全，对孕妇、胎儿均无不良影响。在治疗期间，孕妇配合膝胸卧位，每日2次，每次15分钟，效果更佳。

2. 灸法应注意治疗时机，妊娠28～32周是转胎最佳时机。

3. 治疗前要做相应的检查，排除其他病因，因子宫畸形、骨盆狭窄、肿瘤或胎儿本身因素引起的胎位不正，或习惯性早产、妊娠毒血症，不宜采用针灸治疗，应尽快转产科处理，以免发生意外。

NOTE

【艾灸】

1. 取穴

至阴、合谷、三阴交。

2. 方法

至阴、合谷选用温和灸或回旋灸；三阴交可以选用温和灸或温灸器灸。每日 1 次，温和灸、回旋灸、温灸器灸每穴 10～15 分钟。

> [按语]
>
> 1. 艾灸疗法对本病有一定疗效，应做好孕妇的心理疏导工作，缓解忧虑等情绪。
>
> 2. 孕妇不宜久坐久卧，应适当增加散步、揉腹、扭腰等轻柔活动；卧床时多向左侧卧。
>
> 3. 孕妇忌食寒凉或易导致胀气的食品，如西瓜、山芋、豆类、红薯等；保持大便通畅。
>
> 4. 艾灸疗法期间，宜多饮温开水，保持室内通风。

【耳针】

1. 取穴

主穴：子宫、肝、肾、传胎穴（子宫穴下面）。

配穴：气虚加脾、胃；气滞加枕、神门。

2. 治法

（1）毫针法：每次选 3～5 个穴位，用 75% 乙醇消毒耳郭相应部位，在选好穴位处捻入或插入进针，每隔 10～15 分钟行针 1 次，可加捻转，用平补平泻手法，留针 20～30 分钟，每日或隔日 1 次，5～7 天为 1 个疗程。出针时迅速将毫针拔出，用消毒干棉球轻压针孔片刻，以防出血。

（2）压籽法：每次取一侧耳穴，两耳交替使用。耳郭常规消毒后，用中药王不留行籽贴压在所选穴位上，边贴边按压，贴紧固定，并嘱患者每日按压耳穴 3～5 次，以加强刺激。隔日换贴 1 次，5 次为 1 个疗程。如对胶布过敏，及时取下，以免造成耳部水肿。

第四节 不 孕

一、概述

凡婚后未避孕、有正常性生活、同居 2 年而未受孕者,称为"不孕"。从未妊娠者古称"全不产",西医称原发性不孕;有过妊娠而后不孕者,古称"断绪",西医称继发性不孕。夫妇一方有先天或后天生殖器官解剖生理方面的缺陷或损伤,无法纠正而不能妊娠者,称绝对性不孕;夫妇一方,因某些因素阻碍受孕,一旦纠正仍能受孕者,称相对性不孕。

二、病因病机

1. 肾虚

先天肾气不足,或房事不节、久病大病、反复流产损伤肾气,或高龄肾气渐虚,肾气虚,则冲任虚衰,不能摄精成孕;或素体肾阳虚或寒湿伤肾,肾阳亏虚,命门火衰,阳虚气弱,则生化失期,有碍子宫发育或不能触发氤氲乐育之气,致令不能摄精成孕;或素体肾阴亏虚,或房劳多产,久病失血,耗损真阴,天癸乏源,冲任血海空虚;或阴虚生内热,热扰冲任血海,均不能摄精成孕,发为不孕症。

2. 肝气郁结

若素性忧郁,或七情内伤,情怀不畅,或因久不受孕,继发肝气不舒，致令情绪低落，忧郁寡欢，气机不畅，二者互为因果，肝气郁结益甚，以致冲任不能相资，不能摄精成孕。又肝郁克脾，脾伤不能通任脉而达带脉，任带失调，胎孕不受。

3. 瘀滞胞宫

瘀血既是病理产物，又是致病因素。寒、热、虚、实、外伤均可致瘀滞冲任，胞宫、胞脉阻滞不通，导致不孕。或经期、产后余血未净，房事不节，亦可致瘀，瘀积日久而成不孕。

4. 痰湿内阻

素体脾肾阳虚，或劳倦思虑过度，饮食不节伤脾，或肝木犯脾，或肾阳虚不能温脾，脾虚则健运失司，水湿内停，肾阳虚则不能化气行水，湿聚成痰；或嗜食膏粱厚味，痰湿内生，躯脂满溢，遮隔子宫，不能摄精成孕；或痰阻气机，气滞血瘀，痰瘀互结，不能启动氤氲乐育之气，而致不孕。

三、辨证分型

1. 肾虚证

（1）肾气虚证：婚久不孕，月经不调或停闭，经量或多或少，色黯，头晕耳鸣，腰酸膝软，精神疲倦，小便清长，舌淡苔薄，脉沉细，两尺脉弱。

（2）肾阳虚证：婚久不孕，月经迟发，或月经后推，或停闭不行，经色淡暗，性欲淡漠，小腹冷，带下量多，清稀如水，或子宫发育不良，头晕耳鸣，腰酸膝软，夜尿多，眼眶黯，面部黯斑，或环唇黯，舌质淡黯，苔白，脉沉细尺弱。

（3）肾阴虚证：婚久不孕，月经常提前，经量少或月经停闭，经色较鲜红，或行经时间延长，甚则崩中或漏下不止，形体消瘦，头晕耳鸣，腰酸膝软，五心烦热，失眠多梦，眼花心悸，肌肤失润，阴中干涩，舌质稍红略干，苔少，脉细或细数。

2. 肝气郁结证

婚久不孕，月经或先或后，经量多少不一，或经来腹痛，或经前烦躁易怒，胸胁乳房胀痛，精神抑郁，善太息，舌黯红或舌边有瘀斑，脉弦细。

3. 瘀滞胞宫证

婚久不孕，月经多推后或周期正常，经来腹痛，甚或呈进行性加剧，经量多少不一，经色紫黯，有血块，块下痛减，有时经行不畅，淋沥难净，或经间出血，或肛门坠胀不适，性交痛，舌质紫黯或舌边有瘀点，苔薄白，脉弦或弦细涩。

4. 痰湿内阻证

婚久不孕，多自青春期始即形体肥胖，月经常推后、稀发，甚则停闭不行；带下量多，色白质黏无臭；头晕心悸，胸闷泛恶，面目虚浮或白；舌淡胖，苔白腻，脉滑。

四、适宜技术

【针刺】

1. 治法

调理冲任，益肾助孕。

2. 取穴

以任脉穴、肾的背俞穴及肾经原穴为主。

主穴：关元、肾俞、太溪、三阴交。

配穴：肾虚配复溜、命门；肝气郁结配太冲、期门；痰湿内阻配中脘、丰隆；瘀滞胞宫配子宫、归来。

3. 操作

毫针常规刺。肾虚胞寒、痰湿内阻、瘀滞胞宫可加用灸法。

4. 方义

肾藏精，主生殖，肾气旺盛，精血充足，冲任调和，乃能摄精成

NOTE

子。关元为任脉穴，位近胞宫，可壮元阳元阴，针之调和冲任，灸之温暖胞宫；肾之背俞穴肾俞、原穴太溪，补益肾气，以治其本；三阴交为肝、脾、肾三经交会穴，可健脾化湿，补益肝肾，调和冲任。

> [按语]
> 1. 针刺治疗排卵功能障碍性不孕症有较好的疗效，但其疗程较长，需要坚持治疗。
> 2. 不孕症的原因复杂，要排除男方原因及自身生殖系统器质性不孕，对输卵管堵塞的输卵管性不孕要综合治疗。
> 3. 治疗期间注意情志调节，节制房事。

【艾灸】

1. 取穴

神阙、关元、气海、中极、肾俞、足三里、三阴交。

2. 方法

以上穴位可以选择温和灸、回旋灸以及温灸器灸，每天 1～2 次，每穴 10～20 分钟。神阙、关元也可以选择隔姜灸，神阙还可选择隔盐灸。

> [按语]
> 1. 艾灸疗法治疗不孕症有一定的疗效。一般而言，年龄轻、发育正常、功能性不孕患者，预后较好；反之，年龄大、器质性病变不孕者，疗效较差。
> 2. 艾灸期间，宜多饮热开水，保持室内通风。

【推拿】

1. 一指禅推腹部

患者取仰卧位，术者用一指禅推关元、气海、天枢穴各 2 分钟。

2. 摩腹部

术者用全掌摩腹（肾虚证逆时针摩，肝气郁结、瘀滞胞宫、痰湿内阻证顺时针摩，虚实不明者顺逆交替操作）15 分钟。

3. 按揉四肢部

患者体位同上，术者用拇指按揉足三里、血海、阴陵泉、阳陵泉、三阴交、太冲各 2 分钟。

4. 一指禅推腰骶部

术者用一指禅推腰背、骶部要穴，如心俞、肺俞、膈俞、命门、肾俞、肝俞、三焦俞、脾俞、胃俞，各 2 分钟。

5. 擦腰骶部

术者用擦法在腰骶部反复操作 10 分钟。

以上治疗每次约 30 分钟，每天治疗 1 次，5 次为 1 个疗程。

［按语］

1. 临床需明确诊断，有的放矢，选择适合本病的治疗方法，不致延误病情。

2. 种子首重调经，故治疗不孕症时应重视调理月经，月经既调则种子可待。

3. 推拿疗法对于不孕兼有腰骶部症状者效佳。

4. 推拿治疗疗程一般为 3～6 个月，经期暂停。

5. 摩腹操作和擦腰骶部时，应注意把握手法作用力的方向。无论是摩腹还是擦腰骶部，都要以透热（腹内有温热感）为原则

【拔罐】

1. 留罐法

选取神阙、肾俞、肝俞、归来、次髎、关元、中极穴，用闪火法拔罐或用排气罐吸拔，留置 8～10 分钟。或选取太溪、三阴交穴，用小号罐，直接吸拔在穴位上，留置 15～20 分钟。

NOTE

2. 走罐法

取背部和腰骶部膀胱经两侧、脊柱正中，走罐 15 分钟。

注意拔罐治疗本病应重视排卵期，一般于月经周期第 12 天开始，连续治疗 3 ～ 5 天，以促进排卵。

【敷贴】

药物组成：益母草 30g，制乳香 30g，制没药 30g，红花 30g，炒穿山甲 20g（代用品），延胡索 30g，川芎 30g，柴胡 20g，干姜 20g，肉桂 20g，小茴香 15g。

操作：上药共为细末，瓶装备用。临用时取药末 10g，以白酒调成糊状，敷贴于神阙穴，胶布固定，3 天换药 1 次，10 次为 1 个疗程。